JN006111

はじめに

看護師さんの視点から生まれたポケット事典

◆毎日の看護の現場で気軽に携帯できること
◆必要なときに、知りたい知識がすぐ引ける、すぐわかる
◆読みやすく、理解しやすいこと

　この一貫したコンセプトにより医療現場でしっかり使える
「検査値の読み方ポケット事典」はお陰さまで好評につき、第
5版を刊行することになりました。改訂にあたり、最新の医
療情報を把握したうえで、検査項目を増量。既存の検査項目
も基準値の刷新を行いました。患者さんを観察する際に必要
な知識やケアのポイントをわかりやすく解説し、さらに使い
やすくリニューアルしました。

　多忙を極める臨床現場で、検査の意味や基準値などをすば
やく知り、理解することは看護を行うための必須条件です。

　そこで登場したのがこの事典。日常診察で当然知っておか
なければならない検査から、最近注目され始めた検査まで厳
選しました。コンパクトにまとめたポケットサイズだから、
気軽に携帯して必要なときにサッと取り出せます。

　この事典を常に身近なところに置いてください。看護師さ
んのよきパートナー、これから看護師を目指す方々にとって
よき参考書になることを願っています。

栗原クリニック東京・日本橋院長

栗原　毅

【監修】

栗原　毅（くりはら　たけし）

北里大学医学部卒業。消化器内科、特に肝臓病学を専攻。医学博士。東京女子医科大学消化器病センター内科、同青山病院勤務を経て、東京女子医科大学教授、慶應義塾大学大学院教授を歴任。現在、栗原クリニック東京・日本橋院長。「血液サラサラ」の名付け親としても知られる。脂肪肝、糖尿病、脂質異常症などの生活習慣病の予防や啓蒙活動に力を注いでいる。

【STAFF】

表紙デザイン ● たかやま ふゆこ
本文デザイン ● アイル企画
DTP ● アイル企画
イラスト ● 江田ななえ
企画・編集 ● 成美堂出版編集部

※本書は令和4年11月時点の情報に基づき編集しています。

基準値は、各医療機関・検査機関によって異なります。あくまで参考値として考え、必ず各機関の参考値を確認してください。

本書の使い方

検査項目は、検査分類別（目次）[→P.8]、50音別[→P.4]、
さらに欧文略語[→P.323] からも引くことができます。
ページ構成は、下図を参照してください。
改訂版にあたりデザインを一新し、さらに読みやすくしました。

検査項目
日常検診でよく行われる検査を中心に、最近増えてきた検査もピックアップして紹介。

異常の場合は?
検査値が基準範囲外または陽・陰性の場合に考えられる原因や疾患を説明。

ここを観察
疾患の兆候を見逃さないために、特に気をつけて観察、チェックすべきポイントを説明。

ケアのポイント
異常が考えられる場合に必要なケアや看護ポイントを説明。

けっちゅうにょう そ ちっ そ　ビー・ユー・エヌ
血中尿素窒素(BUN) 保
Blood Urea Nitrogen

腎機能の他、全身の諸臓器の機能の状態を知る

異常の場合は?

100mg/dL以上は腎不全(尿毒症)の可能性。
急性・慢性糸球体腎炎、ネフローゼ症候群、腎結石、消化
管出血、うっ血性心不全、たんぱく異化亢進、尿管結石、
膀胱腫瘍が疑われる。

| 基準値 | 8.0 〜 22.0mg/dL |

急性肝不全、末端肥大症、尿崩症、マニトール利尿などが
疑われる。低たんぱく食、妊娠でも低値となる。

ここを観察

腎機能障害、肝機能障害、消化管出血の有無を確認。たんぱく質・
水分の摂取状況、服用薬の有無を把握し、脱水・嘔吐・下痢・
発熱の症状がないかを観察する。

尿たんぱく➡P.18、血清クレアチニン➡P.83 等もあわせて行う。

ケアのポイント

● 浮腫や乾燥、発汗など皮膚の状態を観察し、脱水症状を起こ
さないように注意する。

● 高熱時には冷罨法を行って、エネルギーの消耗や肝臓、腎臓
への負担を軽減する。

検査値の性差 … 男性がやや高め

82　単位の読み方 [mg/dL]…ミリグラムパーデシリットル

検査の保険適用
保険適用される検査には、保マークを記載。

検査の目的
検査の目的を、できるだけ簡潔に説明。

関連検査
関連検査の参照ページ。

単位の読み方
看護現場で使われる単位の読み方を説明。

変動要因
性差、年齢差、妊娠、日内リズムで数値が変動する場合はマークで説明。

3

早引き　検査項目50音順一覧

4

5

目次 CONTENTS

第 1 章 一般検査

第 2 章 血液一般検査

第 3 章　血液生化学検査

目次 CONTENTS

第 6 章 ホルモン・内分泌検査

第 7 章 腫瘍マーカー検査

目次 CONTENTS

第1章 一般検査

尿色／尿量
にょうしょく／にょうりょう

Urine Color/Urine Volume

腎機能や膀胱に障害があるかどうかを調べる。

異常の場合は?

尿色は尿の量の影響を受けて、濃縮尿では濃い色の尿となり、希釈尿では薄い色となる。他には、赤い尿(赤血球尿、ヘモグロビン尿、ミオグロビン尿、ポルフィリン尿)、振ることで褐色または黄色の泡が出るビリルビン尿、膿や脂肪を含んだ乳白色の尿がある。

1日の尿量の多少によって、**2,500～3,000mL以上**を多尿、**400mL以下**を乏尿、**100～50mL以下**を無尿という。尿路が閉塞して尿が排泄されなくなった場合は尿閉と呼ばれる。詳細は、右表参照。

✐ ここを観察

水分の摂取と排泄のバランス、膀胱の膨満状態、排尿回数、尿意・残尿感があるかどうかを確認し、血圧、脈拍、体重の増減を把握する。悪心・嘔吐がないか、昏睡や錯乱状態に陥っていないかを観察する。

尿たんぱく➡**P.18**、尿糖➡**P.20**、尿沈渣➡**P.22**、血中尿素窒素➡**P.82**、血清クレアチニン➡**P.83** 等もあわせて行う。

♥ ケアのポイント

- 水分の摂取量と排泄量のバランスを保つように、状況にあわせて、水分の摂取量を調整する。

- 腎臓の機能が低下している場合には、安静が保たれるように注意する。

異常所見		考えられる原因
水様透明	多尿 (希釈尿)	尿崩症、糖尿病、心因性多尿症、腎性腎不全、急性腎不全の多尿期、多飲、萎縮腎、高カルシウム血症など。発汗、利尿作用のある飲料の摂取
褐色	乏尿 (濃色尿)	下痢・嘔吐・発汗・浮腫などによる脱水状態、急性腎不全の乏尿期、ネフローゼ症候群など。心不全、播種性血管内凝固症候群
	無尿	急性腎不全
	尿閉	尿路系腫瘍・結石、高度の前立腺肥大症
赤(褐)色	赤血球尿	腎炎、結石症、尿路感染症、がんなど
	ヘモグロビン尿	溶血性貧血
	ミオグロビン尿	筋炎、筋ジストロフィー、心筋梗塞、クラッシュ症候群など
	ポルフィリン尿	ポルフィリア、鉛中毒
黄色	ビリルビン尿	肝炎、肝硬変、胆道閉塞
乳白色	白血球尿	尿路感染症
	リンパ液混入尿	転移がん、フィラリア症

 検査値の性差 ➡ 男性が多め　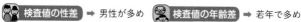 検査値の年齢差 ➡ 若年で多め

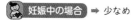 妊娠中の場合 ➡ 少なめ

尿比重
にょう ひ じゅう

Specific Gravity of Urine

保

腎機能に障害があるかどうかを調べる。または腎臓の
疾患の病期を特定する。

異常の場合は?

高 **1.030以上**は高比重尿(濃縮尿)で、脱水症、熱性疾患、下
痢、嘔吐などの他に、糖尿病やネフローゼ症候群が疑われ
る。また造影剤の影響の場合もある。

| 基準値 | **1.010 ~ 1.025** |

低 **1.010以下**は低比重尿(希釈尿)で、尿崩症、腎不全、慢性
腎盂腎炎などが疑われる。また、利尿剤などの服用、輸液
の影響も考えられる。

 ここを観察

高尿素血症による腎機能低下があるかどうかを把握して、尿量
の増加や尿色の変化に注意する。血中の電解質(カリウム、ナト
リウム、カルシウム)や血清pHの異常を確認する。

尿たんぱく➡P.18、尿糖➡P.20、血中尿素窒素➡P.82 等もあわせて行う。

ケアのポイント

- 水分と塩分をバランスよく摂取できているかを確認して、適切
な水分補給と冷罨法を行う。
れいあんぽう

- 栄養吸収障害がある場合には、効率的な栄養補給を行う。

尿pH
pH of Urine

体内の酸塩基平衡の状態を把握する。

異常の場合は?

高

pH＝7.6以上の場合は、アルカリ尿。
腎不全、腎盂腎炎、腎・尿路感染症、一部の結石症、代謝性アルカローシスが疑われる。また、利尿剤投与でも高値となる。

基準値	$5.0 \sim 7.5$

pH＝4.5未満の場合は、酸性尿。
糖尿病、痛風、肺気腫、気管支喘息、代謝性・呼吸性アシドーシス、結石症、脱水症、アルコール中毒が疑われる。また、下痢、飢餓、発熱でも低値となる。

低

尿比重／尿pH

ここを観察

尿路感染の有無を確認。服用薬剤(アルカリ尿ではビタミンB2、造影剤など。酸性尿では胃薬などの酸性薬品)を把握して、発熱の様子を観察する。

尿ケトン体➡**P.29**、クレアチニン・クリアランス➡**P.84**、酸塩基平衡➡**P.102** 等もあわせて行う。

ケアのポイント

● 呼吸状態を整えるよう心がけて、低酸素状態の改善をはかる。
● 植物性食品、アルカリ性食品の摂取制限を指導する。

尿たんぱく
にょう

Urinary Protein

腎障害の有無やその程度および尿路の異常を知る。

異常の場合は?

高 1 検出されるたんぱくによって疑われる疾患が異なる（右表参照）。

基準値	定性：**陰性（－）**
	定量：**31.2 ～ 120.0**mg／日

✐ ここを観察

尿たんぱくが認められた時期から現在までの経過、糖尿病や低たんぱく血症、貧血、浮腫の有無を確認。体重、腹囲の変化や皮膚の様子、水分摂取と排泄のバランス、倦怠感がないかといった全身の状態を観察する。

尿たんぱくのひとつであるアルブミンは糖尿病性腎症の早期指標となるため、口渇、多飲、多尿、倦怠感などの糖尿病の症状の有無を観察する。

尿沈渣➡P.22、クレアチニン・クリアランス➡P.84、血糖➡P.90 等もあわせて行う。

♥ ケアのポイント

- グロブリンたんぱくの減少によって抵抗力が減退するので、皮膚や口腔、陰部、臀部を清潔に保つようにする。
でんぶ

- 過激な運動をしないように留意し、尿たんぱくが1日1g以上に達する場合には、安静を保てるように注意する。

たんぱくの種類		疾病
腎前性たんぱく	アルブミン α₁-糖たんぱくなど	急性感染症（発熱）、心不全、悪性腫瘍、静脈うっ血など
	ヘモグロビン	溶血性貧血
	ミオグロビン	骨格筋の障害
	ベンスジョーンズたんぱく (P.255参照)	多発性骨髄腫など
腎性たんぱく	アルブミン α₁-糖たんぱくなど	糸球体腎炎、ネフローゼ症候群、糖尿病性腎症、腎不全、痛風腎
	β₂-ミクログロブリン α₁-ミクログロブリンなど	重金属中毒、急性尿細管壊死、ネフローゼ症候群、流行性出血熱、溶血性尿毒症症候群
腎後性たんぱく	アルブモーゼ、酢酸体、ムチンなど類たんぱく	尿路感染症、尿路結石、尿路腫瘍、前立腺疾患

\ 知っておこう！ /

尿たんぱくは誤診に注意

▶精液や膣分泌液などの粘液、血液、膿が混入すると陽性を示す場合がある。誤診を防ぐために1回目の検査結果だけで診断せず、必ず再検査を行う。

▶生理的たんぱく尿、熱性たんぱく尿、起立性たんぱく尿などの場合は、腎機能に異常がなくても尿たんぱくが現れることがある。検査の前後には、必ず状況確認を。

▶検査精度を上げるためには、患者が蓄尿の意義を十分に理解し、採尿が確実に行われるよう患者の協力を得ることが重要である。

尿糖
にょうとう

Urine Sugar

保

糖尿病であるかどうかを調べる。尿ルーチン検査のひとつ。

異常の場合は?

高

【血糖値も高い場合】

空腹時血糖値が**126mg/dL以上**、または75g糖負荷試験2時間値が**200mg/dL以上**の場合は糖尿病の可能性がある。甲状腺機能亢進症、クッシング症候群、下垂体機能亢進症、慢性膵炎なども疑われる。

血糖値を高くする原因と考えられる薬剤には、ブドウ糖静脈注射、副腎皮質ステロイド剤やサイアザイド製剤などの糖尿病誘発薬剤が考えられる。

また、胃切除術後、一時的な糖の大量摂取、精神的興奮、ストレス状態の持続、頭部外傷、脳出血などでも高くなる。

【血糖値は正常の場合】

腎性糖尿(腎障害)、ファンコニー症候群、妊娠、ビタミンD過剰、薬剤中毒などが疑われる。

基準値	**陰性(－)**

✐ ここを観察

他の検査値(血糖値、HbA1c値、フルクトサミン値、尿ケトン体、尿たんぱく、経口的糖負荷試験)や24時間蓄尿による血糖コントロールを把握して、尿量、口渇、体重の増減を観察する。

尿ケトン体➡P.29、血糖➡P.90、HbA1c ➡P.89、糖化アルブミン/フルクトサミン➡P.94 等もあわせて行う。

単位の読み方【mg/dL】…ミリグラムパーデシリットル

♥ ケアのポイント

- 糸球体で多量の糖が濾過されることで、尿細管の浸透圧が上昇してナトリウムや水分の再吸収が抑制されるために多尿となるので、水分の補給ができるように援助する。

- 腎性糖尿の場合は、糖尿病への移行を予防するため、最低でも年1回は検査を受けることが望ましい。

【糖尿病の場合】

- 低血糖や高血糖といった異常兆候を見逃さないようにし、低血糖によるショックなどが起こらないよう注意する。

- 血糖コントロールのための食事の摂取や適切な運動について支援する。

- 低血糖時の対処法について指導する。

- 経口糖尿病薬やインスリンの管理方法について注意する。

- 感染予防のために、皮膚や粘膜を清潔に保つようにする。

- 下肢の炎症が起こりやすく、知覚鈍麻によって自覚症状を持ちにくいため小さな傷も悪化しやすいので、こまめなケアを心がける。

\ 知っておこう！ /

【糖尿病のチェックポイント】

▶ 早朝は血糖レベルが低い時間帯。この時間帯に陽性ならば糖尿病の可能性は高い。

▶ 尿糖が最も出やすいのは食後2時間の時間帯。この時間帯に糖が出ていなければ、糖尿病の可能性は少ない。

▶ 尿中に糖が排泄される血糖値の上限（腎の排泄閾値（はいせつしきち））は人によって異なる。糖尿病患者が必ずしも尿糖陽性とは限らないので注意が必要である。

尿沈渣
にょうちんさ

Urinary Sediment

保

腎・尿路系の疾患の有無と経過観察の他、全身的疾患を診断する。

異常の場合は?

観察される沈殿成分によって疑われる疾患が異なる
（右表参照）。

ここを観察

他の尿検査（尿たんぱく、尿潜血）の検査値を把握。尿中に結晶がみられる場合があるので、服用している薬剤名を確認する。

尿たんぱく➡**P.18**、尿潜血➡**P.30** 等もあわせて行う。

ケアのポイント

● タンポナーデや細菌の貯留を防ぐために膀胱洗浄を行う。

● 治療上、許可されている範囲内で水分の補給を行い、尿路の洗浄効果が高まるようにする。

● 陰部清拭を行って、皮膚粘膜の清潔と乾燥を保てるように心がける。

● 尿の性状や量を確認する。

● 結石が疑われる場合には、蓄尿器にバスケットなどをとりつけて排石を確認する。

沈殿成分		異常	考えられる原因
赤血球		多数の出現	急性・慢性腎炎、腎腫瘍、腎結石、尿路感染症
白血球		多数の出現	結核、クラミジア感染症、尿路感染症
上皮細胞		多数の出現	腎・尿路系の炎症、悪性腫瘍
細菌		+	尿路感染症、膀胱炎、腎盂腎炎
結晶	ロイシン	+	重篤な肝障害
	シスチン	+	たんぱく質代謝異常
	その他	+	腎結石、急性肝炎、閉塞性黄疸、高尿酸血症
円柱	硝子円柱	+	腎疾患、糖尿病性腎症、高血圧症
	上皮円柱	+	糸球体腎炎、腎不全
	顆粒円柱	+	急性・慢性腎炎、慢性腎不全
	ロウ様円柱	+	重症腎障害
	脂肪円柱	+	ネフローゼ症候群、低たんぱく血症
	赤血球円柱	+	腎の出血：糸球体腎炎、IgA腎症、膜性腎症
	白血球円柱	+	糸球体および間質における炎症・感染症：腎盂腎炎、糸球体腎炎

尿ビリルビン／尿ウロビリノーゲン 保

にょう　　　　　　　　　　　にょう

Urine Bilirubin/Urine Urobilinogen

肝・胆道系障害の有無を調べる。

異常の場合は?

➕ ビリルビンが**陽性**の場合

肝細胞性黄疸(急性肝炎、肝硬変、薬剤性肝障害)、閉塞性黄疸(胆道閉塞、肝内胆管閉塞、肝腫瘍・結石などによる胆道の閉塞)が疑われる。

➕ ウロビリノーゲンが**陽性**の場合

肝細胞性黄疸(肝機能障害:急性肝炎、慢性肝炎、肝硬変)、溶血性黄疸(赤血球破壊の亢進:溶血性貧血、悪性貧血など)が疑われる。便秘、腸閉塞も考えられる。

➖ ウロビリノーゲンが**陰性**の場合

ウロビリノーゲンが陰性の場合は総胆管閉塞、抗生剤の長期投与による腸内細菌の減少が疑われる。重症の下痢も考えられる。

✏ ここを観察

搔痒感や腹部膨満の有無を確認。発熱、尿色、眼球の白目部分や皮膚に黄疸が出ていないかを観察する。

そうようかん

AST／ALT➡P.132、γ-GTP➡P.136、LDH➡P.138、ALP➡P.134 等もあわせて行う。

24

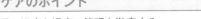

ケアのポイント

- 部屋の温度と湿度の管理を徹底する。
- 搔痒感の軽減をはかるよう心がける。
- かき傷からの出血や二次感染の予防につとめる。

\知っておこう!/

ビリルビン／ウロビリノーゲン生成の流れ

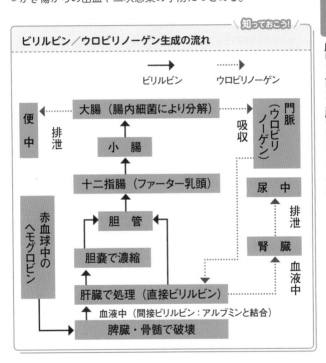

尿中アルブミン

にょうちゅう

Urinary Albumin

保

糸球体疾患の早期診断に用いる。

異常の場合は?

高

腎糸球体疾患、糖尿病性腎症、ループス腎炎、ネフローゼ症候群が疑われる。

基準値	随時尿：**10.0** mg/g・Cr 以下
	蓄尿 ：**2** 〜 **20.0** mg/日

✏️ ここを観察

倦怠感、浮腫、手足のしびれがないか観察し、体重、血圧、尿量、排尿回数を把握する。より正確な診断のために、ミクログロブリンの検査も同時に行う。

HbA1c➡P.89、尿たんぱく➡P.18、β₂-MG➡P.28 等もあわせて行う。

♥ ケアのポイント

- 水分摂取と排泄の状況を把握し、必要に応じて水分補給をする。
- 栄養状態の確認と食事指導を怠らない。
- 皮膚や粘膜の清潔を心がけ、感染を予防する。
- 糖尿病性腎症は血糖コントロールと血圧管理が重要になる。
- 腎機能の程度に応じて、塩分・水分・たんぱく質、カリウム制限などの食事指導を行う。

26 　単位の読み方　[mg/g・Cr]…ミリグラムパーグラム・クレアチニン／[mg/日]…ミリグラムパーデイ

尿中N-アセチル-β-D-グルコサミニダーゼ(NAG) 保
N-Acetyl-β-D-Glucosaminidase

尿細管障害や腎障害の早期発見に用いる。

異常の場合は？

高
急性尿細管壊死、急性・慢性腎不全、糸球体腎炎、間質性腎炎、ループス腎炎、ネフローゼ症候群、糖尿病性腎症などが疑われる。腎移植後の拒絶反応、糖尿病性腎炎、薬剤による腎障害でも高値を示すことがある。

| 基準値 | **0.7 〜 11.2** U/L |

低
進行した慢性腎不全など、腎実質細胞の減少をもたらす病態が考えられる。

✏ ここを観察

発熱、貧血、関節痛の有無を観察する。尿性状など尿検査全般の検査結果も把握する。

血中尿素窒素 ➡P.82、血清クレアチニン ➡P.83、白血球数➡P.58、CRP➡P.152 等もあわせて行う。

♥ ケアのポイント

● 薬剤投与後すぐにNAG値が上昇する場合は、腎不全への移行に注意する。

● 腎毒性薬物投与中患者の場合、急性尿細管壊死になると重症化しやすいので注意する。

単位の読み方 【U/L】…ユニットパーリットル

尿β₂-マイクログロブリン

にょうベータ・ツー

β_2-Microglobulin

保

尿細管障害の指標となる。

異常の場合は?

高

血中 β_2-マイクログロブリン値との関連で疑われる疾患および原因は以下のとおり。

【血中のみ高値の場合】
慢性糸球体腎炎、ネフローゼ症候群、ウイルス感染

【尿中のみ高値の場合】
薬剤・重金属による腎・尿細管障害、急性尿細管壊死、ファンコニー症候群、妊娠、運動後

【尿中・血中ともに高値の場合】
尿毒症、急性・慢性腎不全、肝疾患、糖尿病、悪性腫瘍、自己免疫疾患

腎障害があり、尿 β_2-マイクログロブリンが高値で尿NAGが低値の場合、高度の障害が疑われる。

基準値	**230μg/L 以下**

ここを観察

貧血の有無を確認。尿検査全般の検査値を把握し、発熱、関節痛がないかを観察する。

各種尿検査➡P.14〜32、クレアチニン・クリアランス➡P.84 等もあわせて行う。

ケアのポイント

● 食事療法を徹底できるように指導する。

単位の読み方【μg/L】…マイクログラムパーリットル

尿ケトン体（アセトン体）
Urine Ketone Bodies

保

糖代謝異常や糖の摂取・利用障害の有無を調べる。

異常の場合は？

> ## ⊕尿ケトン体が**陽性**の場合
>
> 尿ケトン体が陽性の場合は糖尿病、脱水症、内分泌疾患（甲状腺・下垂体・副腎などの機能亢進症）などが疑われる。また、手術後や発熱時、長期絶食後などの飢餓状態、激しい運動後にも陽性を示すことが多い。脂肪の摂取過多（肥満）や摂食障害（拒食症）、糖質制限でも陽性を示すことがある。

✎ ここを観察

既往症、薬剤の服用、インスリンの使用の有無を確認。意識レベル、全身状態について把握し、頭痛・疼痛・筋肉痛、下痢・嘔吐、疲労・無気力・興奮の症状がないか確認する。

尿比重➡**P.16**、尿糖➡**P.20**、血糖➡**P.90** 等もあわせて行う。

♥ ケアのポイント

- 尿ケトン体が陽性を示した場合は、昏睡状態に陥る危険性があるので、直ちに医師に報告する。

- 下痢・嘔吐などで失われた水分量を把握して、必要量が補給できるように注意する。

- 水分の摂取量や食事の内容を確認する。

尿潜血

にょうせんけつ

Occult Blooding Urine

保

出血性疾患の診断をする。

異常の場合は？

(**+**) 尿潜血が**陽性**の場合

尿潜血が**陽性**の場合、疑われる疾患は以下のとおり。

- **赤血球・ヘモグロビン尿**：腎臓・尿路系の炎症（糸球体腎炎、膀胱炎、尿道炎）、尿路結石、腎臓・尿路系の腫瘍
- **ヘモグロビン尿**：溶血性貧血、不適合輸血
- **ミオグロビン尿**：筋ジストロフィー、心筋梗塞

ここを観察

血尿の有無と量を確認。血尿の発現期と経過および排泄のタイミング、排尿状態を把握し、痛み、排尿困難、発熱の有無を観察する。

尿たんぱく➡**P.18**、尿沈渣➡**P.22**、細胞診➡**P.276** 等もあわせて行う。

ケアのポイント

- 腎臓や尿路から出血している場合には、安静や保温につとめる。
- 出血が多い場合には、局所冷罨法（れいあんぽう）で止血を促す。
- 感染性疾患がある場合には、局所の炎症を悪化させないようにつとめて、外陰部の清潔を保つよう心がける。
- 水分制限がない限り水分を多めにとるよう促して、自然に膀胱洗浄ができるようにする。

30

尿細菌／尿培養
にょうさいきん にょうばいよう
Urine Bacteria/Urine Culture

保

採取した尿中の細菌を培養し、尿路感染症の起炎菌の特定とその程度を調べる。

異常の場合は?

✚ 尿細菌が**陽性**の場合

陽性の場合には、膀胱炎、腎盂腎炎、前立腺炎、腎周囲膿瘍、精巣上体炎(副睾丸炎)、尿道炎などが疑われる。前立腺炎は男性、膀胱炎は女性に比較的多くみられる。尿路感染症では、大腸菌、溶血性連鎖球菌、ブドウ球菌、サルモネラ、カンジダなどの細菌が多くみられる。

✎ ここを観察

炎症兆候・状態を確認。バイタルサインを把握し、全身状態を観察する。

白血球数➡P.58、CRP➡P.152 等もあわせて行う。

♥ ケアのポイント

● 口腔や全身の清潔が保てるよう気を配る。

● 病室内や使用器具の殺菌につとめる。

● 高熱時には脱水に注意し、水分補給を心がける。

● 薬剤投与による副作用には早急に対応する。

尿細胞診

にょうさいぼうしん

Urine Cytology

保

尿中のがん細胞の有無を調べる。

異常の場合は？

⊕ 尿細胞診が**陽性**の場合

Class I からVの5段階中、ⅣまたはVの場合には、膀胱がん、腎盂・尿管がんなど、全尿路系の悪性腫瘍が強く疑われる。

Class I 陰性(−)	正常	異型細胞は認められない
Class II 陰性(−)	良性異型	異型細胞はあるが悪性の疑いはない
Class III 擬陽性 (±)	境界病変	異型細胞はあるが悪性の確定はできない
Class IV 陽性(+)	悪性が強く疑われる	極めて強く悪性を疑う異型細胞がある
Class V 陽性(+)	悪性(がん)	悪性と診断可能な高度の異型細胞がある

Class I・II＝悪性の疑いはなし、Class III＝再検査の必要あり
複数の検査で毎回Class IV・V（陽性）の場合＝がんと判定

✏ **ここを観察**

慢性膀胱炎、間質性膀胱炎、膀胱結石、膀胱結核、二次性膀胱腫瘍の有無を確認。血尿の有無を把握し、頻尿・排尿痛を観察する。

超音波➡**P.292** 等もあわせて行う。

便潜血
べんせんけつ

保

Occult Blood of Stool

消化管の炎症や腫瘍、がんなどを診断する。

異常の場合は？

⊕ 便潜血が**陽性**の場合

便潜血が陽性の場合には腫瘍（大腸がん、胃がん、小腸の悪性腫瘍、食道がん）、大腸ポリープ、潰瘍（胃・十二指腸潰瘍、食道潰瘍）、炎症（急性大腸炎、潰瘍性大腸炎、過敏性大腸炎、過敏性腸症候群、イレウス、寄生虫感染、細菌性大腸炎、原虫感染、腸結核、クローン病、急性出血性胃炎、食道炎）、腸閉塞、食道静脈瘤、白血病、血友病、紫斑病などの疑いがある。月経血、鼻出血、歯出血が混入した場合にも陽性となる。

✎ ここを観察

肉眼で確認できる血便の有無とその性状（色、混入の状態）を確認。排便の状態（回数、量、硬さなど）を把握し、血圧、体温、呼吸状態、意識レベル、腹痛や腹部の不快感の有無、めまい、冷汗、悪心・嘔吐、四肢冷感がないかどうかを観察する。

CEA➡P.242、**超音波➡P.292** 等もあわせて行う。

♥ ケアのポイント

● 腹部冷罨法（れいあんぽう）を行い、腸の運動を抑えて出血を抑制する。

● 消化吸収のよい、消化管に負担をかけない食事を指導する。

便性状
べんせいじょう

Stool Condition

消化器の状態を知る。

異常の場合は？

通常の便は黄褐色の有形で、pHはおおむね中性、臭気はそれほど強くない。便の色は、摂取する食物により、緑褐色から黒褐色に変化する。

便に異常がみられる場合に疑われる疾患、および考えられる原因は右表参照。

ここを観察

色、硬さ、形状、におい、血液が混入していないかなどの便性状を確認し、排便回数・量、食事と水分摂取の内容と摂取量を把握する。

腹痛の部位・性質・程度、腹部膨満の有無など腹部の身体所見を観察し、食事と飲水の内容・量を把握する。脱水症状（皮膚の状態、口渇、発汗の有無と尿量）を起こしていないか、貧血の有無とその程度も確認する。

便潜血➡P.33 等もあわせて行う。

ケアのポイント

● 感染の恐れがある場合には、便の取り扱い、消毒方法に十分注意する。

●下痢の場合には保温につとめ、肛門部の清潔を心がける。

便性状		疑われる疾患 および考えられる原因
形状	軟便～水様便(下痢便)	腸管の水分吸収不良、蠕動運動亢進
	白色下痢便(乳児)	ロタウイルスによる胃腸炎
	米のとぎ汁様便	コレラ、重金属中毒症
	兎糞状便 (水分の少ない小塊状)	宿便、痙攣性便秘
	硬く太い便	弛緩性便秘(重症では、大腸無力症)
	鉛筆様便	大腸の痙攣性収縮、直腸の狭窄
	粘液便	潰瘍性大腸炎、過敏性大腸炎
	粘血便	赤痢、腸炎ビブリオ感染、 潰瘍性大腸炎、日本住血吸虫症
色調	潜血便	大腸炎、痔疾、大腸がん、赤痢
	タール便	胃・十二指腸潰瘍、胃がん、 食道静脈瘤破裂
	黒色便(斑点状)	鉄剤服用など
	黄色便	下痢
	緑色便	強い酸性便(小児)、抗生剤服用、 緑黄色野菜の多量摂取
	灰白色便	胆道閉塞、重症肝炎、慢性膵炎、 バリウム検査後
混入物	血液	痔疾、大腸ポリープ、大腸がん、 腸重積症
	粘液	腸管の炎症、腫瘍
	膿	大腸の潰瘍性疾患、 細菌性赤痢、アメーバ赤痢
	脂肪	脂肪の消化吸収障害 (慢性膵炎、胆道閉塞)
	固形物	胆石、膵石、食物残渣(消化不良)

寄生虫／寄生虫卵
き せいちゅう　　き せいちゅうらん

Parasite/Parasite Egg

保

寄生虫に感染しているかどうかを知る。

異常の場合は?

┌─────────────────────────────────┐
⊕ 検査結果が**陽性**の場合
└─────────────────────────────────┘

寄生虫の検査結果が陽性の場合は右表のような症状が現れる。

ここを観察

海外渡航歴、媒介となるペットの飼育の有無を確認。栄養状態、食事の摂取状況を把握し、便性状、全身状態、栄養状態、腹痛や下痢の症状がないかどうかを観察する。

ケアのポイント

- 排便後の手洗い、下着や寝具などの頻繁な交換などにより清潔を心がけて、便の殺虫処理が確実に行われるようにする。

- 食品の洗浄と十分な加熱処理によって、感染予防がなされることを指導する。

- 家族にも感染していることが多いので、患者の家族にも検査をすすめる。

寄生虫名	特徴	主な症状
かい ちゅう 回 虫	卵に汚染された生野菜などの摂取により経口的に感染。小腸で孵化して肺で成長後、小腸に戻って成虫となる。感染後2カ月で20～30万個の卵を産む。	肺炎、消化・栄養障害、下痢、腹痛、腸閉塞。肝臓・胆管・胃に迷入、または腹腔に穿孔し急性症を起こす。
ぎょう ちゅう 蟯 虫	経口的に感染すると、小腸で孵化し盲腸で2～6週間かけて成虫となる。人の就寝時に肛門周辺に出て5,000～15,000個の卵を産む。	肛門周囲のかゆみ、かゆみによる不眠、腹痛、リンパ節の炎症など。
じょう ちゅう 条 虫	サケ、豚、牛などに寄生した幼虫が、経口的または経皮的に人体に入り、腸壁で成虫となる。迷入して脳に入った場合、重篤の症状となる。	腹痛、下痢、体重減少、貧血など。
こう ちゅう 鉤 虫	幼虫が、経口的または経皮的に侵入して感染する。十二指腸虫ともいい、小腸に寄生して吸血する。	下痢、腹痛、嘔吐、貧血、めまい、動悸、息切れ、全身倦怠感、食欲減退など。
べん ちゅう 鞭 虫	成虫は盲腸や大腸、虫垂の粘膜に寄生し、便とともに排泄された卵が外界で幼虫となって感染性を持つ。	粘血便、貧血。重篤の場合には直腸脱。
きゅう ちゅう 吸 虫	ほとんどが糞便から水中、貝類、淡水魚という感染経路をたどり人体に侵入する。	肺炎ジストマは血痰。日本住血吸虫は粘血便、胃腸障害、重篤な場合は、肺や脳での塞栓、てんかん発作、肺や心臓でのうっ血。

脳脊髄液
のうせきずいえき

Examination of Cerebrospinal Fluid

脳脊髄液の状態を調べ、中枢系疾患の診断を行う。

異常の場合は？

脳脊髄液所見に異常がみられる場合は、右表のような疾患が疑われる。

ここを観察

検査中は、頭痛や悪心、下肢の激痛の有無を確かめ、脈拍、呼吸、血圧、顔色の変化を観察する。

検査後は、バイタルサインを測定し、頭痛・嘔吐・めまいがないか確かめる。穿刺部位からの出血や髄液の漏れがないかも確認する。

血液ガス➡P.102、脳波➡P.290 等もあわせて行う。

ケアのポイント

頭蓋内圧亢進を軽減するために以下の点に留意する。

● できる限り活動を制限して、安静を保つようにする。基本は、ベッド上での安静臥床を心がける。

● 脳静脈還流を促すために、頭部を心臓より高い位置に保ち、水平位にはしない。

● 嘔吐したときの窒息を防ぐために、側臥位をとるか顔を横に向けるようにする。

● 患者の苦痛や不安を正面から受け止め、訴えや要求をよく聞く。

● 嘔吐や頭痛といった苦痛の緩和のために適切な処置を行う。

- バイタルサインや意識の状態、尿量、輸液量などを経時的に観察する。
- 血圧の上昇、低下はいずれも脳圧を上昇させるので、変動に気をつける。

検査項目	検査所見	疑われる疾患
髄液圧	上昇	髄膜炎、くも膜下出血、悪性腫瘍
	下降	くも膜下腔の閉塞
性状	鮮紅色	脳出血、くも膜下出血、脳室穿破
	黄色	くも膜下出血などで時間の経過したもの
	膿様混濁	化膿性髄膜炎
	白濁	がん性髄膜炎
細胞数	リンパ球増加	ウイルス性髄膜炎、結核性髄膜炎、真菌性髄膜炎、ウイルス性脳炎、くも膜下出血
	好中球増加	細菌性髄膜炎、脳膿瘍、硬膜下膿瘍
髄液たんぱく量	増加	髄膜炎、脊髄膿瘍、脳腫瘍、くも膜下出血、ギランバレー症候群
グロブリン反応	陽性	髄膜炎、脊髄腫瘍、脳腫瘍、多発性硬化症
髄液糖	増加	糖尿病、腫瘍、脳出血
	減少	髄膜炎、悪性腫瘍の髄膜播種、サルコイドーシス
クロール量	減少	髄膜炎

きょうすい ふくすい
胸水／腹水
保

Pleural Effusion/Ascites

原因疾患の判定、病態を把握する。

異常の場合は?

胸水・腹水が貯留している場合に疑われる疾患。

【胸水】

浸出液＝悪性腫瘍、胸膜炎、自己免疫性疾患

漏出液＝肝硬変、うっ血性心不全、ネフローゼ症候群

【腹水】

浸出液＝悪性腫瘍、腹膜炎、膵炎、胆嚢炎

漏出液＝肝硬変、うっ血性心不全、ネフローゼ症候群、門脈の
閉塞、門脈圧亢進症

浸出液か漏出液かの鑑別が重要で、その診断は下表のとおり。

浸出液と漏出液の鑑別基準

	浸出液	漏出液
外観	混濁	水様透明
比重	1.018以上	1.015以下
リバルタ反応	陽性	陰性
たんぱく濃度	4.0g/dL以上	2.5g/dL以下
線維素	多量	微量
細胞数	多い	少ない
フィブリノーゲン	多い	少ない

医療機関、検査機関により基準値、異常値は異なるので必ず確認する。

単位の読み方【g/dL】…グラムパーデシリットル

✏️ ここを観察

【胸水の場合】

胸部単純エックス線撮影、CTなどの検査結果、門脈血ガス分圧や末梢動脈血酸素飽和度を把握し、発熱・咳・胸痛・呼吸困難の有無を観察する。

【腹水の場合】

黄疸、消化管出血の有無を確認。血液生化学検査（AST／ALT、γ-GTP、ALP、LDH、血清ビリルビン、アンモニア）の数値、体重・腹囲の状態、水分出納バランスを把握し、吐き気・嘔吐、食欲不振の有無を観察する。

血液ガス➡P.102、各種腫瘍マーカー検査➡P.228～、各種血液生化学検査➡P.78～等もあわせて行う。

❤️ ケアのポイント

- 異常が起きた場合にはすぐ対応できるように、バイタルサインや意識状態を観察する。

- 腹水により胸部が圧迫されて呼吸困難を引き起こすことがあるので、体位には十分注意する。

- 感染症を併発しやすいので、清潔を保つ。

＼知っておこう！／

胸水・腹水はどんな液体？

胸水

胸膜腔内に生じた液体を胸水という。狭義には、病的に多量の胸水が貯留した場合を胸水と呼んでいる。

腹水

腹腔内に貯留した液体を腹水という。狭義には、病的に多量の腹水が貯留した場合を腹水と呼んでいる。

こつずい
骨髄

保

Bone Marrow

骨髄の造血機能の異常を調べる。

異常の場合は?

異常所見がみられる場合に疑われる疾患と考えられる原因は以下のとおり。

疑われる疾患と考えられる原因		
有核 細胞数	増加	骨髄性白血病、リンパ性白血病、骨髄異形成症候群、真性赤血球増加症
	減少	再生不良性貧血、骨髄線維症、白血病の治療
巨核球数	増加	特発性血小板減少性紫斑病、本態性血小板症
赤芽球	増加	溶血性貧血
異常細胞		きょせきが きゅうせい 巨赤芽球性貧血、白血病、骨髄異形成症候群、多発性骨髄腫、骨髄線維症、がん・悪性リンパ腫

ここを観察

血液一般検査(赤血球数、白血球数、血小板数、網赤血球数、赤血球恒数、出血時間・凝固時間)、CRP、腫瘍マーカーの検査結果を把握し、血圧、脈拍、意識状態を観察する。貧血状況、感染症状、出血傾向の有無もあわせて確かめる。

白血球像➡P.56、白血球数➡P.58、血小板数➡P.60、CRP➡P.152、各種腫瘍マーカー検査➡P.228〜等もあわせて行う。

❤ ケアのポイント

- 患者が不安にならないよう、事前に検査方法や目的を十分説明する。

- 恐怖心を和らげるため、検査中は患者に声をかける。

- 検査後は迅速に圧迫止血を行う。

- 出血が強い場合には、圧迫固定する。

- 完全に止血してから穿刺部位を消毒する。

- 原則として検査後は30〜60分、ベッドで安静にする。

- 化学療法を行っている場合には、感染しやすい状態となっているので、感染予防につとめる。

骨髄穿刺液中の細胞分類と基準値（参考値）

有核細胞数	10〜25万/μL	好塩基球	0.2%
巨核球数	50〜150/μL	リンパ球	19.0%
骨髄芽球	1.3%	単球	3.3%
前骨髄球	4.4%	形質細胞	1.2%
骨髄球	7.0%	細網細胞	1.8%
後骨髄球	10.0%	前赤芽球	0.2%
棹状核球	13.6%	好塩基性赤芽球	1.8%
分節核球	13.6%	多染性赤芽球	16.6%
好酸球	3.8%	正染性赤芽球	2.2%

単位の読み方 【/μL】…パーマイクロリットル／【%】…パーセント   **43**

関節液
かんせつえき

Synovial Fluid

関節疾患の診断・治療に用いられる。

異常の場合は?

淡黄色が正常な関節液の色。異常所見がみられる場合の関節液の状態と考えられる主な疾患は下表参照。

関節液の色	関節液の性状	その他の状態	考えられる疾患
黄色 (透明)	軽度混濁	赤血球数の著明な増加、白血球数の増加がみられ、粘度が高い。	変形性関節症
黄色〜緑色	軽度混濁	赤血球数の増加、白血球数の著明な増加がみられ、粘度が低い。	関節リウマチ
灰色〜血性	重度混濁	赤血球数、白血球数の著明な増加がみられ、粘度が低い。	化膿性関節炎
黄色〜乳白色	混濁	赤血球数の著明な増加がみられ、粘度が低い。尿酸ナトリウム結晶が認められる。	痛風
黄色	軽度混濁	粘度が低い。ピロリン酸カルシウム結晶が認められる。	偽痛風

✎ ここを観察

関節に痛みや腫れがないか、炎症やこわばりを起こしていないかを観察。症状がある場合は、左右対称性があるかどうかを確認する。全身も観察し、外傷の有無、倦怠感、発熱、疼痛を訴えていないか、高尿酸血症かどうかも観察する。

尿酸➡P.86 等もあわせて行う。

第2章 血液一般検査

赤血球数（RBC）
せっけっきゅうすう　アールビーシー

Red Blood Cell Count

貧血の原因や種類を判断する。

異常の場合は？

高

真性・二次性赤血球増加症（低酸素・高所での生活、心肺疾患への代償、異常ヘモグロビン、腎がんなどのエリスロポエチン産生腫瘍、アンドロゲン分泌増）、多血症（脱水、ストレス、激しい下痢、嘔吐、火傷）が疑われる。

基準値	男性：	$4.30 \sim 5.70 \times 10^6/\mu L$
	女性：	$3.80 \sim 5.00 \times 10^6/\mu L$

低

鉄欠乏性貧血、再生不良性貧血、悪性貧血、白血病、溶血性貧血が疑われる。
赤血球の形態異常で疑われる疾患は、右表参照。

ここを観察

脱水症状や血栓症状、貧血症状の有無を確認。治療の内容と経過、栄養状態、水分・食事の摂取状況を把握し、バイタルサインや全身状態、出血の有無とその程度を観察する。

ヘマトクリット値➡**P.48**、ヘモグロビン量➡**P.49**、骨髄➡**P.42**、白血球数➡**P.58**、血小板数➡**P.60**、血清鉄➡**P.98**、フェリチン➡**P.251** 等もあわせて行う。

　単位の読み方　【/μL】…パーマイクロリットル

❤ ケアのポイント

- 栄養状態の維持あるいは改善につとめる。

- 胸痛、呼吸困難、頭痛、めまい、耳鳴りの有無に気を配り、多血症(赤血球増加症)の徴候に注意する。

- 多血時には輸液を確実に投与するのはもちろん、十分な水分補給を心がける。

- 貧血時には安静を保つようにし、必要に応じて酸素吸入を行う。

- 多血時の血栓予防のため、下肢の運動や歩行をするように指導する。

赤血球の形態異常で疑われる疾患

形態異常	疑われる疾患
小型赤血球	鉄欠乏性貧血、鉄芽球性貧血
標的赤血球	サラセミア、肝硬変、脾臓摘出
大型赤血球	肝硬変、巨赤芽球性貧血
球状赤血球(小型)	遺伝性球状赤血球症、自己免疫性溶血性貧血
分裂赤血球	播種性血管内凝固症候群(DIC)、火傷
涙滴赤血球	骨髄線維症
連銭形成	骨髄腫
有核赤血球	骨髄浸潤疾患、重症無酸素症

ヘマトクリット値
Hematocrit

血液中の赤血球の割合を知る。

異常の場合は?

高
真性・二次性赤血球増加症(低酸素・高所での生活、心肺疾患への代償、異常ヘモグロビン、腎がんなどのエリスロポエチン産生腫瘍、アンドロゲン分泌増)、多血症(脱水、ストレス、激しい下痢、嘔吐、火傷)が疑われる。

| 基準値 | 男性: **39.8 ～ 51.8**% |
| | 女性: **33.4 ～ 44.9**% |

低
鉄欠乏性貧血、再生不良性貧血、悪性貧血、白血病、溶血性貧血が疑われる。

ここを観察

脱水症状や血栓症状、貧血症状の有無を確認。治療の内容と経過、栄養状態、水分・食事の摂取状況を把握し、バイタルサインや全身状態、出血の有無とその程度を観察する。

赤血球数➡P.46、ヘモグロビン量➡P.49、骨髄➡P.42、白血球数➡P.58、血小板数➡P.60、血清鉄➡P.98、フェリチン➡P.251 等もあわせて行う。

ケアのポイント

● 栄養状態の維持あるいは改善につとめる。

● 胸痛、呼吸困難、頭痛、めまい、耳鳴りの有無に気を配り、多血症(赤血球増加症)の徴候に注意する。

単位の読み方 【%】…パーセント

ヘモグロビン量(Hb)

りょう　エイチ・ビー

Hemoglobin

保

体内での酸素と二酸化炭素の代謝ができているかを知る。貧血の原因や種類、性質を判断する。

異常の場合は?

高　悪性貧血、肝臓疾患が疑われる。栄養不良でも高値となる。

基準値	男性: **13.5 ～ 17.6**g/dL
	女性: **11.3 ～ 15.2**g/dL

低　鉄欠乏性貧血、再生不良性貧血、溶血性貧血などが疑われる。胃・腸管の障害による鉄吸収不足、大量出血でも低値となる。

ここを観察

脱水症状や血栓症状、貧血症状の有無を確認。治療の内容と経過、栄養状態、水分・食事の摂取状況を把握し、バイタルサインや全身状態、出血の有無とその程度を観察する。

赤血球数➡P.46、ヘマトクリット値➡P.48、骨髄➡P.42、白血球数➡P.58、血小板数➡P.60、血清鉄➡P.98、フェリチン➡P.251 等もあわせて行う。

ケアのポイント

● 栄養状態の維持あるいは改善につとめる。

● 胸痛、呼吸困難、頭痛、めまい、耳鳴りの有無に気を配り、多血症(赤血球増加症)の徴候に注意する。

単位の読み方 【g/dL】…グラムパーデシリットル

赤血球沈降速度(ESR)

せっけっきゅうちんこうそくど イー・エス・アール

保

Erythrocyte Sedimentation Rate

血液成分の異常や炎症の程度を診断する。
また、慢性疾患における経過観察時の指標となる。

異常の場合は?

高

100mm/h以上(著明促進)
原発性マクログロブリン血症、多発性骨髄腫

50mm/h以上(高度促進)
関節リウマチ、全身性エリテマトーデス、
自己免疫性溶血性貧血、高ガンマグロブリン血症

15mm/h以上(促進)
感染症、心筋梗塞、肝硬変、白血病、悪性リンパ腫、
悪性腫瘍、貧血、外傷後、手術後

基準値	男性： 2 〜 10mm/h
	女性： 3 〜 15mm/h

低

播種性血管内凝固症候群(DIC)、赤血球増加症(多血症)、
アレルギー性疾患、急性・慢性肝炎が疑われる。

✏ ここを観察

発熱などの感染症症状、黄疸の有無を確認。息切れや胸痛がな
いかを把握し、食事・水分摂取の状況や尿量を観察する。

白血球数➡P.58、フィブリノーゲン➡P.68、血清たんぱく分画➡P.80、CRP➡P.152
等もあわせて行う。

ケアのポイント

- 疾患にあわせた苦痛の緩和につとめる。
- 炎症がある場合には、冷罨法を行う。
- できるだけ安静を保つように配慮する。
- 骨髄機能が低下しているときには、マスク装着や手洗い、うがいを徹底させる。
- 貧血がみられるようなら、高鉄分、高ビタミン、高たんぱく、高カロリー食を基本にする。
- 全身状態の確認を欠かさず行う。

 検査値の性差 ➡ 女性の方が促進傾向

 検査値の年齢差 ➡ 新生児は遅延傾向、高齢者は促進傾向

 妊娠中の場合 ➡ 週数が進むにつれて促進

赤血球沈降速度（ESR）とC反応性たんぱく（CRP）の関係

赤血球 沈降速度	C反応性 たんぱく	疑われる疾患 身体の状態
亢進	陰性	貧血、Mたんぱく血症 炎症回復期、妊娠
遅延	高値	播種性血管内凝固症候群（DIC） 線溶亢進

赤血球恒数
せっけっきゅうこうすう

Erythrocyte indices

貧血の原因、種類、性質を知る。

異常の場合は?

赤血球数(RBC)、ヘマトクリット値(Ht)、ヘモグロビン量(Hb)の3つの検査値を、以下の数式にあてはめて貧血のタイプを分類する。

平均赤血球容積

$$\text{MCV (fL)} = \frac{\text{Ht (\%)}}{\text{RBC} \ (10^6/\mu L)} \times 10$$

平均赤血球ヘモグロビン量

$$\text{MCH (pg)} = \frac{\text{Hb (g/dL)}}{\text{RBC} \ (10^6/\mu L)} \times 10$$

平均赤血球ヘモグロビン濃度

$$\text{MCHC (\%)} = \frac{\text{Hb (g/dL)}}{\text{Ht (\%)}} \times 100$$

MCV、MCHCともに正常範囲(正球性正色素性貧血)
溶血性貧血、再生不良性貧血、赤芽球癆、腎性貧血、内分泌疾患、薬剤副作用、放射線障害

MCV、MCHCがともに低値(小球性低色素性貧血)
鉄欠乏性貧血、慢性炎症性疾患(関節リウマチなど)、サラセミア、鉄芽球性貧血、無トランスフェリン血症

MCV、MCHCがともに高値（大球性高色素性貧血）
悪性貧血、葉酸欠乏性貧血、肝臓障害

ここを観察

脱水症状や血栓症状、貧血症状の有無を確認。治療の内容と経過、栄養状態を把握し、バイタルサインや全身状態、出血の有無とその程度、水分・食事の摂取状況を観察する。

骨髄➡P.42、白血球数➡P.58、血小板数➡P.60、血清鉄➡P.98、フェリチン➡P.251
等もあわせて行う。

ケアのポイント

● 栄養状態の維持あるいは改善につとめる。

● 胸痛、呼吸困難、頭痛、めまい、耳鳴りの有無に気を配り、多血症（赤血球増加症）の徴候に注意する。

赤血球の状態と貧血の種類

赤血球の状態	貧血の種類
産生障害	白血病、再生不良性貧血、骨髄異形成症候群
成熟障害	巨赤芽球性貧血、鉄欠乏性貧血
破壊亢進	溶血性貧血
喪失	大量出血
体内分布異常	脾腫

単位の読み方 【g/dL】…グラムパーデシリットル

網赤血球数
もうせっけっきゅうすう

Reticulocytes count

貧血の原因や治療効果を知るための指標となる。

異常の場合は？

高

溶性性貧血が疑われる。巨赤芽球性貧血や鉄欠乏性貧血の
きょせきが きゅうせい
治療開始後、大量出血後の回復時などでも高値を示す。

| 基準値 | **0.4 〜 1.9%** |

貧血があれば、赤血球造血が亢進して網赤血球が増えるの
が、正常な生体の防御反応。貧血があっても網赤血球が増
えていないとすれば、赤血球造血に障害があると考えられ
る。具体的には、鉄欠乏性貧血、再生不良性貧血、悪性貧血、
白血病、骨髄異形成症候群、骨髄線維症が疑われる。

低

✏️ ここを観察

動悸、めまい、頭痛、息切れ、易疲労感がないか確認する。
出血、ヘモグロビン尿、黄疸の有無についても確認し、皮膚、
粘膜の状態も観察する。

赤血球数➡**P.46**、ヘマトクリット値➡**P.48**、ヘモグロビン量➡**P.49**、赤血球恒数➡
P.52 等もあわせて行う。

❤️ ケアのポイント

● 採血は、早朝の空腹時に行う。

● 採血の際、気泡を混入しないよう注意する。

- 安静を保つようにし、酸素の消費や赤血球の崩壊を抑えるようにする。

- 貧血の種類や症状に応じて、高鉄分、高ビタミン、高たんぱく、高カロリーの食事を指導する。

- 貧血症状など苦痛を伴うことが多いため、保温など苦痛緩和をはかる。

- 出血傾向がある場合は、打撲や転倒による出血の予防、処置時の止血を十分、速やかに行う。

【骨髄機能の低下がある場合】
- 赤血球の造血因子である鉄、ビタミンB12、葉酸などを含んだバランスのよい食事をとるよう指導する。

【溶血性貧血など赤血球産生能の亢進がある場合】
- 掻痒感（そうよう）が出やすいので、緩和につとめる。

\知っておこう!/

網赤血球は絶対数で評価

網赤血球は、「網状赤血球」と呼ばれるのが一般的であったが、現在では、内科学会、血液学会、ともに「網赤血球」と呼ぶように統一している。網赤血球は、貧血の程度によって比率が異なることがあるので、絶対数で評価することが望ましく、「網赤血球指数」という指標が用いられる。算出方法は、以下の計算式による。

網赤血球指数＝網赤血球数(%)×ヘマトクリット値÷45
網赤血球指数が3以上であれば溶血性貧血、2以下であれば赤血球の産生低下による貧血と判断される。

白血球像(末梢血像) 保

White Blood Cell Image

感染症やアレルギー、薬剤の副作用を診断する手がか
りとなる。

異常の場合は?

5種類ある白血球の種類ごとの増加・減少により、疑われる疾患
が異なる(右表参照)。
骨髄芽球、リンパ芽球など異常細胞の出現は、白血病が疑われる。

✎ ここを観察

感染症が疑われる症状(発熱、咳、痰、頻尿など)の有無を確認。
感染症が疑われる場合には、その経路(創傷、口腔、上気道、陰部、
肛門、IVH、カテーテルの挿入部など)も確認する。出血の有無
を把握し、その程度を観察する。

骨髄➡P.42、ESR➡P.50、出血時間➡P.62、CRP➡P.152 等もあわせて行う。

♥ ケアのポイント

【高度な炎症がある場合】

● 高熱が続く場合は安静にし、脱水防止のため水分補給を行う。

● 皮膚や粘膜の清潔を心がける。

【好中球・リンパ球の減少がある場合】

● 重篤な感染症を起こしやすくなるので、感染の予防につとめる。

● ライン感染防止のために各ライン刺入部に注意する。

白血球の種類と働き		増加がみられる場合	減少がみられる場合
好中球	遊走作用 貪食作用 殺菌作用	急性細菌性感染症、外傷、熱傷、心筋梗塞、慢性骨髄性白血病、中毒、腎不全、ストレス、副腎皮質ステロイド剤投与	敗血症、ウイルス感染症、急性白血病、再生不良性貧血、無顆粒球症、薬剤(抗がん剤、解熱剤など)の副作用、放射線障害
好酸球	遊走作用 貪食作用 免疫作用	寄生虫病、アレルギー性疾患、皮膚疾患	重症感染症、感染症初期、再生不良性貧血
好塩基球	ヘパリン産生	慢性骨髄性白血病、アレルギー性疾患、粘液水腫	――
リンパ球	免疫作用 抗原抗体反応	ウイルス感染症、慢性リンパ性白血病、マクログロブリン血症、腎不全、バセドウ病	急性感染症の初期、悪性リンパ腫、全身性エリテマトーデス
単球	食菌作用	感染症、単球性白血病、無顆粒球症の回復期	――

白血球数（WBC）
はっけっきゅうすう　ダブリュー・ビー・シー

White Blood Cell Count

感染症・炎症の有無や骨髄・脾臓の異常、治療効果・予後の判定の手がかりとなる。

異常の場合は？

高
白血球数が**20,000個/μL**を超える場合は、白血病や敗血症などの重篤な感染症の可能性。高値の場合には細菌感染症、血液疾患、組織障害、中毒などが疑われる。ストレス、過度な喫煙、月経でも高値となる。

基準値	$3.3 \sim 9.0 \times 10^3/\mu L$

低
白血球数が**1,000個/μL以下**に減少したら、骨髄異常の可能性。低値の場合には、ウイルス感染症、再生不良性貧血、急性白血病、肝硬変、悪性リンパ腫などが疑われる。

ここを観察

感染症が疑われる症状（発熱、咳など）の有無を確認する。感染症が疑われる場合には、その経路も確認し、出血の有無とその程度を観察する。

骨髄➡P.42、白血球像➡P.56、CRP➡P.152 等もあわせて行う。

ケアのポイント

● 白血球数が3,000個/μLより少なくなると、易感染状態になるので、感染防止に細心の注意を払うようにする。

　単位の読み方 【/μL】…パーマイクロリットル

可溶性フィブリンモノマー複合体(SFMC)定量 保

Soluble Fibrin Monomer Complex

血液凝固の亢進状態や血栓症を推測する。

異常の場合は?

高 播種性血管内凝固症候群(DIC)、血栓症などが疑われる。

基準値	**7.0μg/mL未満**

✎ ここを観察

血栓が確認できない状態であっても、血液の凝固が亢進していると心筋梗塞、脳梗塞、肺塞栓症など重篤な疾患を招くため、慎重に観察する。

Dダイマー➡P.73 等もあわせて行う。

♥ ケアのポイント

- ワーファリン投与中の場合、納豆、青汁、クロレラなどビタミンKを多く含む飲食物をとらない。
- ベッドの上で足先を動かしたり膝を曲げ伸ばししたりする。
- 自力で動けない場合は、足をマッサージしたり、弾性ストッキングを用いたりする。

単位の読み方【μg/mL】…マイクログラムパーミリリットル　　**59**

血小板数（PLT）

けっしょうばんすう　ピーエルティー

保

Platelet Count

血小板数の異常を調べる。

異常の場合は？

高
血小板数が**40万個/μL以上**が高値（増加）と考えられる。
骨髄の増殖による場合は、慢性骨髄性白血病、本態性血小板血症、真性赤血球増加症、原発性骨髄線維症の可能性。出血、鉄欠乏性貧血、脾臓摘出後、慢性炎症、感染症、悪性腫瘍なども疑われる。激しい運動後や薬剤の投与によっても増加する。

基準値	**14.0 ～ 34.0**× 10⁴/μL

基準値 **14.0 ～ 34.0× 10⁴/μL**

低
血小板数が**10万個/μL以下**が低値（減少）と考えられ、10,000個以下では緊急対応が必要となる。
産生低下（きせいがきゅうせい）によるものでは、再生不良性貧血、巨赤芽球性貧血、急性白血病、骨髄低形成症候群、がんの骨転移、薬剤・放射線による骨髄障害、ウイルス感染症が考えられる。
破壊・消費の亢進によっては、特発性血小板減少性紫斑病（しはん）、血栓性血小板減少性紫斑病（しゅ）、播種性血管内凝固症候群、リンパ腫、全身性エリテマトーデス、敗血症などが疑われ、薬剤投与、不適正輸血などでも亢進がみられる。
脾腫（ひしゅ）の可能性も考えられ、大量出血によっても低値となる。

単位の読み方 【/μL】…パーマイクロリットル

ここを観察

疾患の有無とその程度、感染症状の有無を確認。治療（脾臓摘出、薬剤、放射線など）を把握し、皮膚や粘膜などの出血傾向について観察する。

骨髄➡P.42、出血時間➡P.62、プロトロンビン時間➡P.64、フィブリノーゲン➡P.68等もあわせて行う。

ケアのポイント

【血小板が減少し、出血傾向がある場合】

● 日常の歯磨きや爪切り、転倒によるけがなどによって出血しないように注意を怠らない。

● 採血の際に針刺入部の圧迫止血を十分に行う。

【血小板が著明に増加している場合】

● 水分補給を十分に行い、脱水を予防する。

● 胸痛、四肢のしびれを感じたら、すぐに連絡をするよう患者に説明する。

知っておこう！

血小板の役割

血管壁が傷ついて出血すると、血小板が障害部位に粘着・凝集して血小板血栓を作ることにより止血する。血小板数の増減によって、下記のような傾向の可能性がある。

血小板数の減少　→　出血傾向

血小板数の増加　→　血栓傾向

出血時間
しゅっけつ じ かん

Bleeding Time

保

血小板の数や機能、毛細血管の収縮力に異常がないか
確かめる。

異常の場合は?

高

疑われる疾患は以下のとおり。

【血小板減少による】
再生不良性貧血、急性白血病、特発性血小板減少性紫斑病、
播種性血管内凝固症候群、全身性エリテマトーデス、がん
の転移による造血障害など。

【血小板機能異常による】
血小板無力症、骨髄腫、尿毒症など。

【血管の異常による】
遺伝性出血性末梢血管拡張症、壊血病など。

【凝固性因子異常による】
フォン・ウィレブラント病、先天性無フィブリノーゲン血
症、先天性凝固因子欠乏症など。

【薬剤の影響による】
アスピリン、ジピリダモール、インドメタシン、コカイン、
フェントラミンの筋肉注射、デキストランの静脈注射、抗
がん剤など。

【その他】
老人性紫斑病、放射線照射、ヘビ毒など。

| 基準値 | Duke法：**1〜5分**、Ivy法：**2〜6分** |

低

穿刺による創の幅、深さがともに十分ではないことや毛細
血管の収縮が考えられる。

ここを観察

非ステロイド系鎮痛消炎剤や抗血小板剤の服用を確認。過去の出血傾向や止血困難の有無、家族に出血傾向や止血困難がないかを把握し、耳朶が冷えていないかどうか、潜在性の出血（点状出血、鼻出血、紫斑など）がみられないか観察する。

血小板数➡**P.60**、プロトロンビン時間➡**P.64**、活性化部分トロンボプラスチン時間➡**P.66** 等もあわせて行う。

ケアのポイント

● 摩擦や打撲、外傷による出血を起こさないよう注意する。

● 皮膚や血管の損傷を受けやすい医療補助行為では、出血しないように注意する。

● 採血後には止血を確認する。

● 皮膚や粘膜を保護し、清潔の保持につとめる。

● 室温、湿度の管理に気を配る。

知っておこう！

出血時間測定（Duke法）

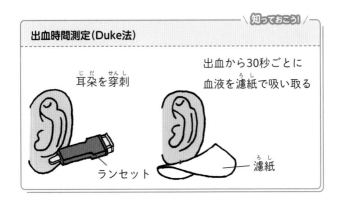

耳朶（じだ）を穿刺（せんし）

出血から30秒ごとに
血液（ろし）を濾紙で吸い取る

ランセット

濾紙（ろし）

プロトロンビン時間(PT)

じかん　ピーティー

保

Prothrombin Time

外因系凝固因子(X、Ⅶ、Ⅴ、Ⅱ、Ⅰ因子)の異常を調べる。

異常の場合は？

高

先天性凝固因子(X、Ⅶ、Ⅴ、Ⅱ、Ⅰ因子)欠乏症・異常症、ビタミンK欠乏症(プロトロンビンの産生に必要なビタミンKの摂取不足や吸収障害、胆汁の流出障害など)、肝障害(劇症肝炎、肝硬変、急性肝炎、胆道閉塞症など)、播種性血管内凝固症候群(DIC)、線溶亢進、多発性骨髄腫、尿毒症などが疑われる。薬剤投与(ワルファリンカリウム、ヘパリン、抗生剤などの服用)でも延長する。

基準値

10.5 〜 13.5ᵉᶜ

活性率： **70 〜 130%**

低

血栓症(凝固亢進時)が疑われる。妊娠、高齢による生理的変動でも短くなる。

 ここを観察

出血斑や関節内出血がないかを観察する。出血傾向の有無も確認し、近親者に出血傾向のある人がいないかを把握しておく。

フィブリノーゲン➡P.68、ヘパプラスチンテスト➡P.70、トロンボテスト➡P.72、AST／ALT➡P.132 等もあわせて行う。

♥ ケアのポイント

- 摩擦や打撲、外傷による出血を起こさないよう注意する。
- 皮膚や血管の損傷を受けやすい医療補助行為では、出血しないように注意する。
- 採血後には止血を確認する。
- 皮膚や粘膜を保護し、清潔の保持につとめる。
- 抗凝固剤や線溶阻害剤などの薬液の管理を正確に行う。
- 血液製剤を投与する際には十分に注意する。

 ➡ 加齢により短くなる

 ➡ 短くなる

プロトロンビン時間と活性化部分トロンボプラスチン時間

プロトロンビン時間
出血後に肝臓でプロトロンビンが作られるまでの時間を計測する。プロトロンビン時間の表示方法には、時間そのものを秒で示すものと、健康な人に比べてプロトロンビンがどの程度の割合で働くかを％で示すものと、2種類ある。

活性化部分トロンボプラスチン時間
血液にリン脂質、カルシウム、カオリンを加えて部分トロンボプラスチンを活性化させることによって、血液が凝固する時間を計測する。

活性化部分トロンボプラスチン時間(APTT) 保
Activated Partial Thromboplastin Time

内因子系凝固因子(Ⅻ、Ⅺ、Ⅹ、Ⅸ、Ⅷ、Ⅴ、Ⅱ、Ⅰ因子)の異常を調べる。また血友病のスクリーニング検査に用いる。

異常の場合は?

高

血友病A(Ⅷ因子欠乏病)、血友病B(Ⅸ因子欠乏病)、先天性凝固因子(Ⅻ、Ⅹ、Ⅸ、Ⅷ、Ⅴ、Ⅱ、Ⅰ因子)欠乏症・異常症、重症肝障害、播種性血管内凝固症候群(DIC)、線溶亢進が疑われる。薬剤投与、ループスアンチコアグラントの存在でも延長する。

| 基準値 | **24.3 ～ 36.0sec** |

低

血栓症(凝固亢進時)が疑われる。妊娠、高齢による生理的変動でも短くなる。

✏ ここを観察

プロトロンビン時間(P.64)と同様。

♥ ケアのポイント

● プロトロンビン時間(P.64)と同様。

α₂プラスミンインヒビター（α₂PI）
アルファ・ツー   アルファ・ツー・ピー・アイ
α₂Plasmin Inhibitor　保

線溶の活性を知る。

異常の場合は？

高　妊娠末期、プラスミノーゲンアクチベータを多く含む臓器の手術や損傷でも高値となる。

基準値	**85 〜 118%**

低　播種性血管内凝固症候群（DIC）、血栓症、悪性腫瘍、肝硬変、狭心症、膠原病、ネフローゼ症候群、大動脈瘤、α₂プラスミンインヒビター欠損症、α₂プラスミンインヒビター分子異常症が疑われる。また、ウロキナーゼ投与時にも低値となる。

ここを観察

止血困難、出血斑や下血など全身性の出血の有無を確認。バイタルサインや意識状態などを観察する。

血小板数➡**P.60**、プロトロンビン時間➡**P.64**、活性化部分トロンボプラスチン時間➡**P.66**、フィブリノーゲン➡**P.68** 等もあわせて行う。

ケアのポイント

● 検査時の採血や処置の際に、出血しないよう注意する。

● 打撲や転倒を防止するため、環境整備を心がける。

 妊娠中の場合　➡　高値となる

単位の読み方【%】…パーセント

フィブリノーゲン（Fg） 保

エフ・ジー

Fibrinogen

血液疾患の診断や治療効果判定に利用する。肝機能を調べる。

異常の場合は？

高

700mg/dLを超えると血栓傾向を示す。
感染症、炎症性疾患、脳血管障害、心筋梗塞、悪性腫瘍、ネフローゼ症候群などが疑われる。妊娠、ヘパリン投与中止後、フィブリノーゲン製剤投与でも高値となる。

基準値	**150 〜 400**mg/dL

低

10mg/dL以下になると出血傾向を示す。
播種性血管内凝固症候群（DIC）、肝障害、悪性貧血、白血病、無・低フィブリノーゲン血症、大量出血が疑われる。

はしゅ

ここを観察

疾患や出血傾向の有無を確認。服用薬剤を把握して、出血がないかどうか、その量と部位を観察する。

プロトロンビン時間➡**P.64**、活性化部分トロンボプラスチン時間➡**P.66**等もあわせて行う。

ケアのポイント

● 摩擦や打撲、外傷による出血を起こさないよう注意する。

● 採血後には止血を確認する。

フィブリン・フィブリノーゲン分解産物(FDP) 保
ぶんかいさんぶつ エフ・ディー・ピー

Fibrin-Fibrinogen Degradation Products

血液凝固の異常を知る。また、血栓症の診断に用いる。

異常の場合は?

高 一次線溶亢進、先天性異常フィブリノーゲン血症の可能性。
播種性血管内凝固症候群(DIC)、血栓性血小板減少性紫斑病(TTP)、劇症肝炎、肝硬変、溶血性尿毒症症候群(HUS)、異常フィブリノーゲン血症、悪性腫瘍、膠原病、消化管出血、各種血栓症が疑われる。ウロキナーゼの大量投与でも高値となる。

基準値	**5μg/mL 以下**

ここを観察

出血斑、下血など出血の有無、服用薬剤を把握し、バイタルサインを観察する。

血小板数➡P.60、フィブリノーゲン➡P.68 等もあわせて行う。

ケアのポイント

● 検査時の採血や処置の際に、出血しないよう注意する。

● 打撲や転倒を防止するため、環境整備を心がける。

単位の読み方【μg/mL】…マイクログラムパーミリリットル

ヘパプラスチンテスト(HPT) _{エイチ・ピー・ティー} 保
Hepaplastin Test

凝固因子(Ⅱ、Ⅶ、Ⅹ因子)の総合的検査。
肝機能検査のモニタリングおよびビタミンKの欠乏が
疑われる場合のスクリーニングとして用いる。

 異常の場合は?

高
脂質異常症が疑われる。妊娠、ビタミンKを多く含む食品を
摂取した場合にも高値となる。

基準値	**70 〜 130%**

低
播種性血管内凝固症候群(DIC)、重症肝機能障害(肝炎、肝
硬変、劇症肝炎など)、新生児出血性疾患、先天性凝固因
子欠乏症(Ⅱ、Ⅶ、Ⅹ因子)、ビタミンK欠乏性症(新生児、乳
児)、閉塞性黄疸が疑われる。また、肝実質細胞障害に伴う
たんぱく合成能の低下、ワーファリンによる経口抗凝固療
法、抗生剤長期連用、長期経静脈栄養、ビタミンK吸収障害、
循環抗凝血素の存在などでも低値となる。

ここを観察

肝機能障害に関連する症状(黄疸、出血傾向など)、妊娠の有無
を確認。使用中の薬剤、止血困難・出血斑・全身性の出血の有
無を把握し、意識状態など全身状態を観察する。

トロンボテスト➡P.72、プロトロンビン時間➡P.64、活性化部分トロンボプラスチ
ン時間➡P.66、AST／ALT➡P.132 等もあわせて行う。

❤ ケアのポイント

- 摩擦、打撲、外傷が起こらないように注意する。

- 皮膚や粘膜の保護を心がける。

- 出血時の応急処置法を指導する。

- 出血時は早急に医師に報告・受診するよう指導する。

- 経口抗凝固薬を服用している場合は、薬剤の作用・副作用の説明を十分に行い、指示どおりに服用するよう指導する。

- 肝機能障害など原疾患がある場合には、疾患に伴う症状緩和につとめる。

- ビタミンKが欠乏していれば、補充をするように注意する。

- バイタルサイン、全身状態の確認を欠かさず行う。

 妊娠中の場合 ➡ 高値となる

\知っておこう!/

ヘパプラスチンテストとトロンボテスト

ヘパプラスチンテストとトロンボテストは、ともに血液凝固因子のうちの第Ⅱ、Ⅶ、Ⅹ因子の働きを調べる検査。ヘパプラスチンテストはトロンボテストを改良したもので、より純粋に外因性の第Ⅱ、Ⅶ、Ⅹ因子の働きを調べることができ、肝機能を調べる検査として優れている。

もし、ヘパプラスチンテストとトロンボテストとの結果が乖離しているような場合には、PIVKA（ビタミン欠乏性）の存在が疑われる。また、新生児の場合は乳児特発性ビタミン欠乏症の発症前予知のスクリーニングにも利用されている。

トロンボテスト(TT) ティーティー　保

Thrombo Test

凝固因子(Ⅱ、Ⅶ、Ⅹ因子)の総合的検査。
経口抗凝固薬(ワルファリンカリウムなど)による抗凝
固薬療法のモニタリングとして用いる。

異常の場合は?

高

脂質異常症が疑われる。妊娠、ビタミンKを多く含む食品を
摂取した場合にも高値となる。

基準値	**70%以上**

低

ワーファリンによる経口抗凝固療法、播種性血管内凝固症
候群(DIC)、重症肝機能障害(肝炎、肝硬変、劇症肝炎など)、
新生児出血性疾患、先天性凝固因子欠乏症(Ⅱ、Ⅶ、Ⅹ因子)、
ビタミンK欠乏性症(新生児、乳児)、閉塞性黄疸が疑われる。
また、肝実質細胞障害に伴うたんぱく合成能の低下、抗生
物質長期連用、長期経静脈栄養、ビタミンK吸収障害など
でも低値となる。

ここを観察

ヘパプラスチンテスト(HPT)(P.70)と同様。

ヘパプラスチンテスト➡**P.70**、プロトロンビン時間➡**P.64**、活性化部分トロンボプ
ラスチン時間➡**P.66**、AST / ALT➡**P.132** 等もあわせて行う。

ケアのポイント

● ヘパプラスチンテスト(HPT)(P.70)と同様。

単位の読み方 【%】…パーセント

Dダイマー
デイー

D-Dimer

保

DIC（播種性血管内凝固症候群）や血栓症の診断に用いる。DICに対する抗凝固療法や、血栓症に対する血栓溶解療法の効果判定にも利用できる。

異常の場合は？

高

【1〜5μg/mL】
DIC、血栓症（DVT、PE）、心筋梗塞、脳梗塞、白血病の頻度が高く、肝硬変、大動脈瘤、腎不全、悪性腫瘍、血栓性血小板減少症、紫斑病（TTP）、溶血性尿毒性症候群（HUS）、狭心症の可能性も。

【5μg/mL以上】
DIC、劇症肝炎、非代償性肝硬変、心筋梗塞、白血病が疑われ、血栓症、悪性腫瘍の可能性も。

基準値　**1.0μg/mL 以下**

ここを観察

紫斑、下血、血尿など出血傾向の有無や、呼吸困難、チアノーゼ、尿量、痙攣、意識障害の有無など虚血性臓器障害が起きていないかバイタルサインを頻回に確認する。

可溶性フィブリンモノマー複合体定量➡**P.59**、プロトロンビン時間➡**P.64**、活性化部分トロンボプラスチン時間➡**P.66**、α₂プラスミンインヒビター➡**P.67** 等とあわせて行う。

ケアのポイント

● 採血など検査や処置の際の出血を防止する。

● 出血傾向や多臓器不全の早期発見につとめる。

単位の読み方【μg/mL】…マイクログラムパーミリリットル

血小板機能

保

Platelet Function

低下すると出血しやすくなり、亢進すると血栓ができやすくなる。血小板機能が正常かどうか調べる。

異常の場合は?

高

【凝集能】
冠動脈疾患、虚血性脳血管障害、糖尿病、脂質異常症などが疑われる。

【停滞率】
虚血性心疾患、糖尿病、脂質異常症などが疑われる。

基準値	【凝集能】コラーゲン：$2 \sim 5\mu g/mL$
	ADP ：$2 \sim 10\mu mol$
	【停滞率】$30 \sim 70\%$

【凝集能】
血小板無力症、血小板放出異常症、骨髄増殖性疾患、尿毒症などが疑われる。

【停滞率】
血小板無力症、血小板放出異常症、慢性骨髄性白血病などが疑われる。

低

✏ ここを観察

感染症の有無、皮膚や粘膜の出血傾向の有無を観察する。また、脾臓摘出をしていないか、放射線治療をしていないか、治療に用いる薬剤についても確認する。

血小板数➡**P.60**、プロトロンビン時間➡**P.64**、フィブリノーゲン➡**P.68**、出血時間➡**P.62**、フィブリン・フィブリノーゲン分解物➡**P.69**、α_2プラスミンインヒビター➡**P.67** 等とあわせて行う。

単位の読み方 【$\mu g/mL$】…マイクログラムパーミリリットル／【μmol】…マイクロモル／【%】…パーセント

プラスミノゲン（PLG）
ピー・エル・ジー

Plasminogen

保

DIC（播種性血管内凝固症候群）の診断、先天性血栓症の原因特定など、線溶系の病気の指標に用いる。

異常の場合は？

高
悪性腫瘍、慢性炎症の可能性がある。ストレスや経口避妊薬、たんぱく同化ステロイドの使用でも高い値を示す。

基準値	活性値：**80 ～ 130%**
	抗原量：**9.1 ～ 14.5mg/dL**

低
DIC、非代償性肝硬変、劇症肝炎、血栓症、心筋梗塞、肝硬変、肝がん、敗血症の頻度が高く、白血病、悪性腫瘍、プラスミノゲン欠損症の可能性も。

ここを観察

全身性の出血の有無、止血困難の有無を観察する。バイタルサインや意識状態も把握する。

血小板数➡**P.60**、プロトロンビン時間➡**P.64**、活性化部分トロンボプラスチン時間➡**P.66**、α₂プラスミンインヒビター➡**P.67** 等とあわせて行う。

ケアのポイント

● 採血などの検査や処置の際の出血を防止する。

● 打撲、転倒など起こらないように環境整備を心がける。

アンチトロンビンⅢ（ATⅢ）

Antithrombin Ⅲ

血液凝固の亢進状態を調べる。

異常の場合は？

| 基準値 | **79 〜 121%（活性）** |

低
DIC（播種性血管内凝固症候群）、血栓症、肝硬変、肝がん、ネフローゼ症候群、敗血症が疑われ、AT欠損症の可能性も考えられる。

ここを観察

止血困難や出血斑の有無、下血など全身性の出血の有無には特に注意して観察をする。バイタルサイン、意識状態も見守る必要がある。

血小板数➡**P.60**、プロトロンビン時間➡**P.64**、活性化部分トロンボプラスチン時間➡**P.66**、α₂プラスミンインヒビター➡**P.67** 等とあわせて行う。

ケアのポイント

● 採血など検査や処置の際の出血を防止する。

● 打撲や転倒が起こらないように環境整備を心がける。

第 3 章 血液生化学検査

血清総たんぱく(TP)

Total Protein

体内の代謝異常を知り、疾患を明らかにする。

異常の場合は?

高

【高たんぱく血症】
グロブリンの増加(急性・慢性感染症、多発性骨髄腫、原発性マクログロブリン血症)、アルブミン・グロブリンの増加(脱水症、消化管閉塞、ショック、アジソン病)などが疑われる。栄養過剰や脱水によっても高値となる。

基準値	6.5 〜 8.2g/dL

【低たんぱく血症】
アルブミンの減少(たんぱく尿、胸水や腹水といった体腔内への漏出など)、アルブミンの合成障害(肝障害、貧血、免疫不全症)、たんぱくの異化亢進(悪性腫瘍、甲状腺機能亢進症、重症感染症)、たんぱく漏出(ネフローゼ症候群、たんぱく漏出性胃腸症)などが疑われる。また、高度の熱傷、たんぱく摂取不足(飢餓状態、吸収不良症候群)でも低値となる。

低

ここを観察

既往症や妊娠の有無、脱水症かどうかを確認。栄養の摂取状況を確認して、皮膚の状態を観察する。

血清たんぱく分画➡P.80、AST／ALT➡P.132、免疫グロブリン➡P.160 等もあわせて行う。

単位の読み方【g/dL】…グラムパーデシリットル

♥ ケアのポイント

- 高たんぱく血症で脱水を起こしている場合には、水分補給を十分に行う。

- 低たんぱく血症は、栄養不足を防ぐよう心がける。

- 皮膚や粘膜の清潔・保護を保つようにつとめて、感染を予防する。

- アレルギーの既往症を把握して、免疫反応に伴う症状悪化を防ぐ。

 ➡ 乳幼児は低め
60歳以上で次第に低値に

 ➡ 低下する

知っておこう！

血清総たんぱくとは

血清総たんぱくは血清に含まれるたんぱくの総称。主な成分はアルブミンとグロブリンで、特にアルブミンは総たんぱく量の70％近くを占めている。

肝機能や腎機能の障害などで代謝異常などが生じると、血清たんぱくの値が変動する。検査ではこの変動を測定し、様々な病態の判断材料とする。

アルブミン…血清の濃さを調節し、色素や薬剤を運搬する。

α₁-グロブリン、フィブリノーゲン…血液を凝固させる。

α₂-グロブリン…リポたんぱく、ビタミン、ホルモン、銅を運搬する。

β-グロブリン…リポたんぱく、ビタミン、ホルモン、鉄、銅、亜鉛を運搬する。

血清たんぱく分画(PF)
けっせい　　　　　　　　　　　　　　　ぶんかく　ピー・エフ

Protein Fractionation

保

疾患の病態を推定する。

異常の場合は？

たんぱくを、アルブミン(ALB)、α_1-グロブリン(α_1)、α_2-グロブリン(α_2)、β-グロブリン(β)、γ-グロブリン(γ)と、大きく5つの分画に分離して、各分画の比率を調べる。
各分画の異常値から疑われる疾患・病態は右表のとおり。

ここを観察

既往症や妊娠の有無、脱水症かどうかを確認。栄養の摂取状況を確認して、皮膚の状態を観察する。

血清総たんぱく➡P.78、AST / ALT➡P.132、免疫グロブリン➡P.160 等もあわせて行う。

ケアのポイント

- 高たんぱく血症で脱水を起こしている場合には、水分補給を十分に行う。

- 低たんぱく血症は、栄養不足を防ぐよう心がける。

- 皮膚や粘膜の清潔、保護につとめ、感染を予防する。

知っておこう！

血清たんぱく分画の測定方法

一般的には「電気泳動法」が用いられる。たんぱく質に電気を通し、同じ分子同士が集まる性質を利用して、たんぱく質を分離させる方法。

血清たんぱく分画の異常値から疑われる疾患・病態

分画	基準値(%)	増減	疑われる疾患・病態
ALB	60.8 ～71.8	↑	脱水
		↓	肝疾患、ネフローゼ症候群、多発性骨髄腫、Mたんぱく血症、マクログロブリン血症、たんぱく漏出性胃腸症、栄養障害、膠原病、腎不全、妊娠、胸水、腹水、感染症、外傷、心筋梗塞、悪性腫瘍
α₁	1.7 ～2.9	↑	感染症、外傷、心筋梗塞、自己免疫性疾患、悪性腫瘍
		↓	肝疾患、ネフローゼ症候群、たんぱく漏出
α₂	5.7 ～9.5	↑	腎障害、悪性腫瘍、炎症性疾患、肝疾患、ネフローゼ症候群、感染症、外傷、心筋梗塞、自己免疫性疾患
		↓	ウィルソン病、溶血性貧血、肝疾患、前立腺がん
β	7.2 ～11.1	↑	鉄欠乏性貧血、妊娠、脂質異常症、ネフローゼ症候群、多発性骨髄腫
		↓	溶血性貧血、肝疾患、たんぱく漏出性胃腸症、低・無β-リポたんぱく血症、炎症性疾患
γ	10.2 ～20.4	↑	慢性炎症、慢性肝疾患、多発性骨髄腫、IgD型骨髄腫、原発性マクログロブリン血症、感染症、自己免疫性疾患、悪性腫瘍
		↓	IgA欠損症、ネフローゼ症候群、免疫不全

↑＝増加　↓＝減少

けっちゅうにょう そ ちっ そ　ビー・ユー・エヌ
血中尿素窒素(BUN)　保
Blood Urea Nitrogen

腎機能の他、全身の諸臓器の機能の状態を知る。

異常の場合は?

高

100mg/dL以上は腎不全(尿毒症)の可能性。
急性・慢性糸球体腎炎、ネフローゼ症候群、腎結石、消化管出血、うっ血性心不全、たんぱく異化亢進、尿管結石、膀胱腫瘍が疑われる。

基準値	**8.0 ～ 22.0mg/dL**

低

急性肝不全、末端肥大症、尿崩症、マニトール利尿などが疑われる。低たんぱく食、妊娠でも低値となる。

ここを観察

腎機能障害、肝機能障害、消化管出血の有無を確認。たんぱく質・水分の摂取状況、服用薬の有無を把握し、脱水・嘔吐・下痢・発熱の症状がないかを観察する。

尿たんぱく➡P.18、血清クレアチニン➡P.83 等もあわせて行う。

ケアのポイント

● 浮腫や乾燥、発汗など皮膚の状態を観察し、脱水症状を起こさないように注意する。

● 高熱時には冷罨法(れいあんぽう)を行って、エネルギーの消耗や肝臓、腎臓への負担を軽減する。

 検査値の性差 ➡ 男性がやや高め

　単位の読み方【mg/dL】…ミリグラムパーデシリットル

血清クレアチニン ^保

けっせい

Creatinine

腎臓糸球体の濾過機能を、正確に反映する指標となる。

ろか

異常の場合は？

高

急性腎不全、糸球体腎炎、間質性腎炎、尿細管壊死、尿毒症、尿路結石、前立腺肥大、前立腺がん、うっ血性心不全、腸閉塞、末端肥大症、巨人症、甲状腺機能亢進症などが疑われる。

基準値	男性： **0.61 ～ 1.04** mg/dL
	女性： **0.47 ～ 0.79** mg/dL

低

肝障害、尿崩症、筋ジストロフィー、多発性筋炎、甲状腺疾患、筋萎縮性側索硬化症などが疑われる。妊娠、人工透析、長期臥床でも低値となる。

ここを観察

腎機能障害、成長ホルモン過剰分泌、筋疾患の有無を確認。投与薬、食事内容や水分摂取量を把握して、浮腫や疼痛があるかどうかを観察する。

尿量➡P.14、白血球数➡P.58、血中尿素窒素➡P.82、シスタチンC➡P.88 等もあわせて行う。

ケアのポイント

● 運動により腎臓への負担が増加するので、注意する。

 検査値の年齢差 ➡ 加齢により高値となる

 妊娠中の場合 ➡ 低値となる

単位の読み方 【mg/dL】…ミリグラムパーデシリットル

クレアチニン・クリアランス

Creatinine Clearance

腎臓糸球体機能の異常や障害の程度を調べる。

異常の場合は？

高 初期糖尿病、末端肥大症、ネフローゼ症候群などが考えられる。妊娠中や発熱時、激しい運動、食事（高たんぱく）でも高値を示す。

基準値	$82 \sim 183$ mL/分

低 糸球体腎炎、腎硬化症、糖尿病性腎症、膠原病や尿路閉塞による腎障害などが考えられる。
ショックなどによる血圧や腎血流の低下、脱水、食事（低たんぱく）でも低値を示す。

✎ ここを観察

脱水症など腎臓の負担となることを避けるため、水分補給が十分か確認する。

尿量➡**P.14**、白血球数➡**P.58**、血中尿素窒素➡**P.82** 等もあわせて行う。

♥ ケアのポイント

● 蓄尿の必要性を理解してもらうよう丁寧に説明する。

● 排便時の少量の尿もとっておくこと（蓄尿時）。

● 最終採尿時には尿意がなくても排尿を試みるよう説明する。

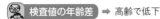 **検査値の年齢差** ➡ 高齢で低下

単位の読み方 【mL/分】…ミリリットルパーミニッツ

ヒアルロン酸(さん) 保

Hyaluronic Acid

慢性肝炎から肝硬変への移行や、肝硬変の病態と進行度の把握、関節リウマチの診断と進行度の把握に用いられる。

異常の場合は?

高 慢性肝炎や肝硬変などの肝臓疾患や関節リウマチが疑われる。他にはがん、全身性エリテマトーデス、ウェルナー症候群なども考えられる。胸水中に認められる場合は、悪性胸膜中皮腫の可能性もある。

基準値	**50**ng/mL 以下

ここを観察

発熱や黄疸がないか、胸や腹の痛みを訴えていないか、倦怠感はないかを確認する。関節リウマチが疑わしい場合は、関節症状や、関節の変形の有無についても観察する。

AST ／ ALT➡P.132、CRP➡P.152 等もあわせて行う。

ケアのポイント

【肝硬変の場合】

● 心身の安静を心がけ、ストレスを遠ざける。

● 塩分制限、高たんぱく食、禁酒など食事指導を行う。

【関節リウマチの場合】

● 疼痛コントロールや、日常生活動作について指導する。

尿酸(UA)

にょうさん　ユー・エー

Urinary Acid

保

尿酸の産生・排泄の異常を知る。

異常の場合は?

高

常に**8.0mg/dL以上**の場合は高尿酸血症の疑い。
尿酸過剰産生、腎機能低下や尿路閉塞、ダウン症候群、サルコイドーシス、甲状腺機能低下症、脱水が疑われる。

基準値	男性: **3.5 ～ 7.0**mg/dL
	女性: **2.5 ～ 7.0**mg/dL

低

尿酸産生低下、尿酸排出亢進が疑われる。また、尿酸低下薬の過剰投与、低プリン体食による尿酸再吸収障害でも低値となる。

✏️ ここを観察

ストレスの有無やその程度を確認。肥満度、食習慣、水分摂取量や運動習慣を把握し、関節痛の有無と程度、部位を観察する。

血中尿素窒素➡**P.82**、血清クレアチニン➡**P.83**、乳酸脱水素酵素➡**P.138** 等もあわせて行う。

❤️ ケアのポイント

【高値の場合】

● 使用している薬剤を確認する。降圧利尿剤(フロセミドなど)、サリチル酸製剤(アスピリンなど)の薬剤は尿酸値を上昇させる。

● 抗尿酸剤治療を行うときは、根気よく飲み続けることを患者に説明する。

86　単位の読み方【mg/dL】…ミリグラムパーデシリットル

アンモニア（NH₃）
エヌ・エイチ・スリー

Ammonia

保

肝機能の栄養状態などを把握することで、肝機能の異常の有無を調べる。

異常の場合は？

高

劇症肝炎、非代償性肝硬変、肝性脳症などが疑われる。また、尿毒症、腎不全、先天性尿素サイクル酵素欠損症なども考えられる。

| 基準値 | **30 ～ 80μg/dL** |

低

低たんぱく血症、貧血が疑われる。

ここを観察

浮腫、腹水、便秘の有無と程度を確認。尿量、尿の回数、水分摂取と排泄および電解質バランスを把握する。

AST／ALT➡P.132、乳酸脱水素酵素➡P.138 等もあわせて行う。

ケアのポイント

● 良質なたんぱく質を積極的に摂取するように指導する。ただし、重症肝障害の場合は、摂取制限も必要。

● 肝臓への負担を減らすように安静を心がける。

● アンモニアの生成と吸収を促進するため、便秘を予防、改善するように指導する。

● 肝性脳症の場合、事故・転倒・転落防止に注意する。

単位の読み方【μg/dL】…マイクログラムパーデシリットル

シスタチンC

Cystatin C

腎機能の状態や低下の程度を知る。

異常の場合は?

高 腎機能低下、甲状腺機能亢進症などが疑われる。ステロイドホルモン投与、悪性黒色腫、直腸がんでも高値になる。

基準値	男性: **0.63 〜 0.95**mg/L
	女性: **0.56 〜 0.87**mg/L

低 甲状腺機能低下症などが疑われる。HIV感染症により低下することもある。

ここを観察

腎機能・甲状腺機能障害などがないか確認する。また、他の疾患や投与薬の有無、水分摂取量、食事を把握し、貧血、皮膚のかゆみ、脱水症状などがないか観察する。

推算GFR値➡**P.126**、血中尿素窒素➡**P.82**、血清クレアチニン➡**P.83**、クレアチニン・クリアランス➡**P.84** 等もあわせて行う。

ケアのポイント

- 塩分制限を行う。たんぱく質は、医師と相談しながら症状に応じて適量をとる。

- 適度な水分補給を心がけ、脱水症状に気をつける。

- むくみ、だるさなど慢性腎不全の症状がみられる場合は、透析などの腎代替療法を検討する。

単位の読み方 【mg/L】…ミリグラムパーリットル

HbA1c(グリコヘモグロビン) 保
エイチ・ビー・エー・ワン・シー

Glycohemoglobin

血糖コントロールの状態を判定する。

異常の場合は？

高 | 糖尿病、腎不全、異常ヘモグロビン血症、高ビリルビン血症が疑われる。また、アルコールの多飲、アスピリンの大量服用でも高値となる。

| 基準値 | **4.6 〜 6.2%(NGSP値)** |

低 | 溶血性貧血、透析、インスリノーマ、肝硬変、異常ヘモグロビン血症が疑われる。また、大量出血でも低値となる。

ここを観察

使用薬物を把握。多飲、多尿、口渇や空腹感、皮膚の掻痒感、全身倦怠感の有無を確認し、頭痛や冷汗、動悸がないかを観察する。

血糖➡P.90、糖化アルブミン／フルクトサミン➡P.94、インスリン➡P.202 等もあわせて行う。

ケアのポイント

● 血糖コントロールを正しく行うよう指導する。

● 食事は適正カロリーを守り、炭水化物も多少制限する。

● 適度な運動と規則正しい生活を送り、適正体重を維持できるよう指導する。

血糖（ブドウ糖負荷試験）

GTT

糖尿病や糖代謝異常の診断を行う。

異常の場合は？

負荷前血糖値が**126mg/dL以上**、ブドウ糖負荷試験2時間値が**200mg/dL以上**は糖尿病の疑い。甲状腺機能亢進症、末端肥大症、クッシング症候群、褐色細胞腫、脂肪肝、慢性肝炎、肝硬変、急性・慢性膵炎、膵がん、肥満、飢餓、ストレス、薬剤（糖質コルチコイドなど）投与、妊娠、胃切除後にも高値となる。

基準値	**判断基準は下表参照**

低 吸収障害の場合に低値となる。

糖負荷試験の判断基準（日本糖尿病学会）

判定	正常型	境界型	糖尿病型
負荷前血糖値 (mg/dL)	110未満	いずれにも属さない	126以上
負荷後2時間血糖値 (mg/dL)	140未満		200以上
試験判定	両方満たせば正常型		いずれか満たせば糖尿病型

単位の読み方【mg/dL】…ミリグラムパーデシリットル

ここを観察

使用薬物を把握。多飲、多尿、口渇や空腹感、皮膚の掻痒感、全身倦怠感の有無を確認し、頭痛や冷汗、動悸がないかを観察する。

HbA1c➡**P.89**、フルクトサミン➡**P.94**、インスリン➡**P.202** 等もあわせて行う。

ケアのポイント

● 糖尿病患者は細菌感染や真菌感染を起こしやすいので、身体の清潔を促す。

● 足に病変をきたしやすいので、爪を切るなど足を常にきれいにしておく。

● 標準体重を保つように、炭水化物を多少制限し、適正カロリーを維持する。

● 血糖値を高める食品を制限し、就寝前の食物摂取や間食を注意する。

● 運動療法を指導して、できるだけ消費エネルギーを増やすようにする。

知っておこう！

血糖と血糖値

食事で摂取される糖質は、ブドウ糖（グルコース）にまで分解・吸収され、血液によって全身に運ばれて消費・貯蔵される。この血液中の糖分が血糖、その量を測定したものが血糖値。

正常であれば血糖値は平衡が保たれているが、調節機能に障害があると高血糖や低血糖を起こす。

血清アルブミン
けっせい

Serum Albumin

 保

栄養状態や肝障害の指標となる。

異常の場合は?

 高

脱水症状などが疑われる。

| 基準値 | **3.8 ～ 5.2**g/dL |

 低

低栄養、肝機能障害、腎不全、ネフローゼ症候群、感染症などが疑われる。

ここを観察

腹部膨満、むくみ、口渇、多尿の有無を観察する。また、肝機能障害に関連する症状(黄疸、出血傾向など)や食欲不振、倦怠感の有無を把握する。

γ-GTP➡P.136、AST / ALT➡P.132、コリンエステラーゼ➡P.137、総コレステロール➡P.122、血小板数➡P.60、CRP➡P.152 等もあわせて行う。

ケアのポイント

- 臥位より立位、運動後などに値が高くなる傾向がある。

- サルコペニア・フレイル予防のため、たんぱく質を十分にとり、4.0g/dL以上にし、適度に体を動かし筋肉量の低下を防ぐ。

検査値の年齢差 ➡ 男性の場合は加齢とともに低下

アルブミン・グロブリン比（A/G比）

<ruby>比<rt>ひ</rt></ruby> <ruby>A/G<rt>エージー</rt></ruby><ruby>比<rt>ひ</rt></ruby>

A/G: Albumin-Globulin Ratio

肝機能障害の有無とその進行を調べる。

異常の場合は？

高 後天性免疫不全症候群（AIDS）、無グロブリン血症、低グロブリン血症が疑われる。

基準値	**1.2 ～ 2.2**

低 慢性・急性肝炎、肝がん、肝硬変などの肝機能障害が疑われる。**A/G比1.5未満**は慢性肝炎から肝硬変への移行期であり、**1.0前後**まで低下すると肝硬変が進行している状態となる。また、糖尿病、多発性骨髄腫、膠原病なども考えられる。

✏ ここを観察

脱水・浮腫、黄疸の有無を確認し、栄養状態や全身倦怠感・疲労感の有無を把握。血小板・白血球数の値を観察する。

血清総たんぱく➡**P.78**、AST／ALT➡**P.132** 等もあわせて行う。

♥ ケアのポイント

● 栄養状態を確認し、低栄養の場合は高たんぱく食を指導する。

● 水分の摂取量や排泄状況を把握し、必要量の水分が補給できるように指導する。

糖化アルブミン 保 ／フルクトサミン
Glycoalbumin/Fructosamine

過去1〜2週間の血糖平均値を調べる。

※フルクトサミンの約60〜80%は糖化アルブミンなので、動態はほぼ同じ。

異常の場合は？

高 糖尿病が疑われる。また、甲状腺機能低下症、高ビリルビン血症、高尿酸血症も考えられる。

基準値	糖化アルブミン：**12.4 〜 16.3%**
	フルクトサミン：**210 〜 290μmol/L**

低 溶血性貧血、大量出血、甲状腺機能亢進症、肝硬変、ネフローゼ症候群が疑われる。

✏️ ここを観察

多飲、多尿、口渇、空腹感、頭痛、冷汗、動悸の有無を確認。
皮膚の掻痒感、全身の倦怠感を把握する。

血糖➡P.90、HbA1c➡P.89 等もあわせて行う。

❤️ ケアのポイント

● 前日夕食以降、間食や糖質を含む飲み物をとらずに検査を受けるように指導する。

● ネフローゼ症候群など、実際の血糖状態から外れた結果が出るケースがあるので注意する。

単位の読み方 【%】…パーセント／【μmol/L】…マイクロモルパーリットル

インドシアニングリーン（ICG）試験 保
アイ・シー・ジー　しけん

Indocyanine Green Test

肝機能の障害を調べる。また、肝切除術前に肝臓の予備能力を知る。

異常の場合は?

高

肝硬変（ICG停滞率が高いほど進行している）、ローター症候群、体質性ICG排泄異常症、肝臓の血行動態の異常（門脈から大循環シャント）、肝炎、肝がん、脂肪肝、中毒性肝障害、寄生虫疾患（住血吸虫症、肝ジストマ）、体質性黄疸、うっ血性心不全が疑われる。

基準値	15分値：$0 \sim 10\%$以下（$ICGR_{15}$）

ここを観察

黄疸の有無を確認。食事、喫煙、運動などの生活習慣を把握し、発熱、倦怠感、食欲不振や吐き気・嘔吐がないかを観察する。

血糖➡P.90、血清ビリルビン➡P.96、AST／ALT➡P.132、γ-GTP➡P.136等もあわせて行う。

ケアのポイント

- ヨード剤に敏感な人は、ICGでアレルギーショックを起こす場合があるので、検査前に確認する。

- ICGは色があせやすいので、検体は速やかに提出する。

血清ビリルビン(直接型／間接型) 保

Bilirubin

肝細胞の機能と黄疸の種類を知る。

異常の場合は?

高

【直接型ビリルビン】
急性肝炎、肝硬変、劇症肝炎、肝がん、原発性胆汁性胆管炎、アルコール性肝炎、重症感染症による黄疸、胆管がん、総胆管結石、膵がん、デュビン・ジョンソン症候群、ロ―ター症候群などが疑われる。

【間接型ビリルビン】
溶血性貧血、悪性貧血、サラセミア、鉄欠乏性貧血、ポルフィリア、肝硬変、急性肝炎、薬物中毒、ジルベール症候群、新生児黄疸などが疑われる。

基準値	総ビリルビン: **0.3 ～ 1.2** mg/dL
	直接型: **0.4** mg/dL 以下
	間接型: **0.8** mg/dL 以下

ここを観察

尿色、眼球の黄疸、出血傾向の有無を把握し、掻痒感、食欲不振・吐き気・嘔吐、腹部膨満・便秘、発熱や全身倦怠感がないかどうかを観察する。

γ-GTP➡P.136、肝炎ウイルス➡P.182～187、超音波➡P.292 等もあわせて行う。

単位の読み方【mg/dL】…ミリグラムパーデシリットル

❤ ケアのポイント

- 肝血流量を維持するために、疼痛の緩和につとめる。

- 水分制限の必要がない場合には、患者に積極的に水分を摂取するよう促し、尿量を増加させてビリルビンの排出を心がける。

- 便秘によってビリルビンの再吸収が進むので、毎日の排便習慣を確立するよう指導する。

- 清潔な環境を整えるよう心がけ、二次感染を防ぐ。

- 腹水や腹部膨満の場合、腹壁の緊張を和らげるよう心がける。

- 肝性脳症の恐れがある場合は、たんぱく質の摂取を制限する。

- 胆汁の排泄が困難となっているときには、脂肪の摂取を制限する。

知っておこう！

黄疸の種類

黄疸は原因によって、以下の3つに分類される。

①溶血性黄疸（肝前性黄疸）＝間接型ビリルビンが増加する。

肝機能は正常。ヘモグロビンの破壊速度が肝臓の処理能力を上回っている状態。

②肝細胞性黄疸（肝実質性黄疸）＝間接型ビリルビン、直接型ビリルビンがともに増加する。

肝機能の低下によって、ビリルビンの処理能力が低下している状態。

③閉塞性黄疸＝直接型ビリルビンが増加する。

肝機能は正常。がんや胆石などが原因となって胆道の閉塞が起こり、胆汁の排泄が障害されている状態。

血清鉄(Fe)
けっせいてつ　エフ・イー

Serum Iron

保

血液疾患や鉄代謝の異常を調べる。

異常の場合は？

高 ヘモクロマトーシス、ヘモジデローシス、再生不良性貧血、溶血性貧血、悪性貧血、急性肝炎、発作性夜間ヘモグロビン尿症が疑われる。

基準値	男性： **50 ～ 200** µg/dL
	女性： **40 ～ 180** µg/dL

低 鉄欠乏性貧血、慢性出血、真性赤血球増加症、慢性炎症、白血病、悪性リンパ腫、悪性腫瘍が疑われる。妊婦の場合にも低値となる。

✏ **ここを観察**

貧血、黄疸の有無を確認。動悸、息切れの有無、脈拍や顔色の変化を観察する。

骨髄➡P.42、白血球数➡P.58、赤血球数➡P.46 等もあわせて行う。

❤ **ケアのポイント**

● 正常化のための食事療法が行われている場合には、摂取量の確認を行う。

 検査値の性差 ➡ 男性がやや高め

 日内リズムによる変化 ➡ 朝は高くなり、夜間は低くなる

　単位の読み方【µg/dL】…マイクログラムパーデシリットル

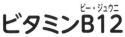

ビタミンB12
ビー・ジュウニ

Vitamin B12

保

悪性貧血などの発見のための指標として用いられる。

異常の場合は?

高

慢性腎疾患、重度のうっ血性心疾患、慢性骨髄性白血病、慢性赤血球増加症、骨髄線維症が疑われる。また、悪性腫瘍、急性肝炎、劇症肝炎なども考えられる。

| 基準値 | **233 ～ 914pg/mL** |

低

悪性貧血、胃切除後貧血、萎縮性胃炎が疑われる。また、吸収不良症候群、ブラインドループ症候群、ゾリンジャー・エリソン症候群なども考えられる。

ここを観察

● 低値の場合は、卵黄、魚肉、レバーなどビタミンB12を含んだ食物を積極的に摂取するよう指導する。

● ビタミンB12の経口投与により高値を示すケースが多いので、検査前に既往(3カ月以内)の有無を確認する。

骨髄➡P.42、アルカリホスファターゼ➡P.134 等もあわせて行う。

 検査値の年齢差 ➡ 加齢とともに低下

 妊娠中の場合 ➡ 低め

単位の読み方 【pg/mL】…ピコグラムパーミリリットル

葉酸(FA)
ようさん　エフ・エー

保

Folic Acid

骨髄造血機能の異常を調べ、悪性貧血などの発見のための指標として用いられる。

異常の場合は?

高

葉酸剤の使用が疑われる。

| 基準値 | **4.0ng/mL 以上** |

悪性貧血が疑われる。また、葉酸欠乏症(慢性下痢症、舌炎、口角炎、易刺激性神経症状)、高ホモシステイン血症、先天性葉酸吸収不全症なども考えられる。

低

♥ ケアのポイント

- 低値の場合は緑黄色野菜、レバー、肉、酵母、米など、葉酸を含む食物を積極的に摂取するように指導する。

- 葉酸は、体内貯蔵量に比べて1日の必要量が多いため、静脈・経腸栄養を行っている場合は欠乏症に注意する。

骨髄➡P.42、血清鉄➡P.98、フェリチン➡P.251 等もあわせて行う。

＼知っておこう!／

葉酸とは

DNAの合成基質となる重要な物質であり、プリン・ピリミジン代謝やアミノ酸代謝、たんぱく合成開始など、反応系の補酵素としても働いている。

単位の読み方【ng/mL】…ナノグラムパーミリリットル

にゅうさん
乳酸
Lactic Acid

保

循環性ショックによる全身性組織血流低下の指標となる。

異常の場合は？

高
乳酸アシドーシス、骨格筋痙攣、循環不全、糖尿病、肝不全など。筋肉運動後も高値。

| 基準値 | **4.2 ～ 17.0mg/dL** |

低
糖原病Ⅱ・Ⅴ・Ⅶ型、乳酸脱水素酵素欠損症など。

ここを観察

食欲不振、吐き気・嘔吐、下痢、腹部膨満、腹痛などの症状がみられるときは、乳酸アシドーシスを起こす可能性が考えられるため注意する。

尿ケトン体➡P.29、血中尿素窒素➡P.82 等もあわせて行う。

ケアのポイント

● 感染症、出血、薬剤、肝機能など原因が明らかな場合は、対象疾患の治療を行う。

● 過呼吸、脱水、低血圧、頻脈、低体温などがみられるときは、乳酸アシドーシスが考えられるため、早急に医療機関と連絡をとり、必要な処置および介助を行う。

単位の読み方【mg/dL】…ミリグラムパーデシリットル

血液ガス／酸塩基平衡

けつえき　　　　さんえんきへいこう

Blood Gas Analysis / Acid-Base Balance

保

生体のガス交換や酸塩基平衡の状態を調べる。

異常の場合は？

疑われる疾患と原因は下表のとおり。

	酸素分圧（PaO₂）基準値：80〜100 Torr	二酸化炭素分圧（PaCO₂）基準値：35〜45Torr
高値の場合	●過剰換気症候群 PaCO₂も同時に低下、薬剤などによる呼吸中枢への刺激、採血の際の気泡の混入	●肺胞の低換気 脳血管障害、脳腫瘍などによる中枢神経障害、甲状腺機能低下症、利尿剤投与などによる低カリウム血症、麻酔剤や鎮静剤などの使用 ●呼吸筋・神経障害 進行性筋萎縮症、重症筋無力症、ポリオ ●肺・胸膜疾患 肺腫瘍、無気肺などによる肺の容量の減少、肺線維症などによる肺組織の拡張不全、慢性気管支炎、喘息などによる気道の閉塞、胸膜炎、気胸、胸水貯留
低値の場合	●肺胞の低換気 PaCO₂高値と同様の原因、加齢、採血の際の静脈血混入	●肺胞過剰換気 過剰換気症候群、肺塞栓症、肺水腫、間質性肺炎 ●代謝性アシドーシス 腎不全、糖尿病ケトアシドーシス、ショック ●妊娠、運動、発熱

酸塩基平衡（血液pH）に異常がある場合

	pH	PaCO₂	HCO₃⁻	考えられる疾患
呼吸性 アシドーシス	↓	↑	―	肺炎、肺気腫、肺水腫、喘息、重症筋無力症、睡眠時無呼吸症候群、肥満、呼吸抑制剤の投与
呼吸性 アルカローシス	↑	↓	―	過換気症候群、間質性肺炎、肺塞栓症、中枢性神経障害、代謝亢進、呼吸刺激剤の投与、妊娠
代謝性 アシドーシス	↓	―	↓	糖尿病、腎不全、乳酸アシドーシス、腎尿細管性アシドーシス、前立腺肥大、重症の下痢、NH_4Cl投与、尿管腸瘻
代謝性 アルカローシス	↑	―	↑	嘔吐などによる胃液の喪失、原発性アルドステロン症、クッシング症候群、低カリウム血症、呼吸筋神経疾患、ステロイドホルモン過剰投与、HCO₃⁻の投与

動脈血pH 基準値：7.35〜7.45
二酸化炭素分圧（PaCO₂）基準値：35〜45 Torr
血漿重炭酸イオン（HCO₃⁻）濃度：24±2Eq/L

↑＝上昇　↓＝低下

ここを観察

薬剤の使用の有無、意識状態を把握し、呼吸状態、下痢・嘔吐・腹痛がないか、尿量、気道分泌物の量や性状を観察する。

肺機能➡P.286 等もあわせて行う。

 検査値の年齢差 ➡ 加齢とともに減少する

 妊娠中の場合 ➡ 高値となる

膠質反応／(TTT)(ZTT) 保

こうしつはんのう／(ティー・ティー・ティー)(ゼット・ティー・ティー)

Colloid Reaction

TTT（チモール混濁反応）：血清中のたんぱく成分の
状態を調べる。

ZTT（硫酸亜鉛混濁反応）：肝臓の機能を調べる。

異常の場合は？

高

【TTTが高値の場合】
肝疾患、膠原病、慢性炎症、脂質異常症が疑われる。また、
食後にも高値となる。

【ZTTが高値の場合】
肝疾患、慢性炎症、膠原病、肺炎、多発性骨髄腫などが疑
われる。

| 基準値 | TTT : **2.5**U 以下 |
| | ZTT : **4.0 ～ 12.0**U (Kunkel単位) |

低

【ZTTが低値の場合】
悪性高血圧、転移がん、糖尿病などが疑われる。

 ここを観察

肝機能障害、悪性腫瘍、糖尿病の有無を確認して、服用してい
る薬を把握する。TTTの明らかな上昇は、A型急性肝炎の頻度
が高いので、発熱や黄疸の有無を必ず確認する。

血清総たんぱく➡P.78、γ-GTP➡P.136、AFP➡P.228 等もあわせて行う。

無機リン（IP）

むき・アイ・ピー

Inorganic Phosphate

保

内分泌系の異常、骨代謝異常の発見のために利用される。

異常の場合は？

高

異常高値の場合は、無尿時の急性腎不全、抗がん剤治療に伴う細胞崩壊などが疑われる。また、慢性腎不全、副甲状腺機能低下症、低カルシウム血症、ビタミンD中毒も考えられる。

| 基準値 | **2.5 〜 4.5mg/dL** |

低

内分泌疾患の場合、原発性副甲状腺機能亢進症が疑われる。また、悪性腫瘍による高カルシウム血症、吸収不良症候群、ビタミンD欠乏症、アルコール依存症も考えられる。

ここを観察

アルミニウム、マグネシウム含有薬剤および静注用鉄製剤投与の有無を確認。また、化学療法の有無も確認し、ビタミンD不足、たんぱく・カルシウム摂取状況を把握。慢性的な下痢、脂肪便などはないか観察する。

アルカリホスファターゼ➡P.134、血清カルシウム➡P.111 等もあわせて行う。

ケアのポイント

● 関節痛、骨折、筋力低下による転倒に注意する。

● 筋力低下、筋弛緩、振戦、感覚異常、貧血の有無を観察する。

単位の読み方 【mg/dL】…ミリグラムパーデシリットル

薬剤血中濃度
Therapeutic Drug Monitoring

薬剤投与の際の効果的な用法や用量を調べるために用いる。また、薬剤による副作用・中毒症状を抑えるためにも利用される。

異常の場合は?

薬剤と副作用の関係は下表のとおり。

薬剤名（分類）	副作用
アセトアミノフェン （解熱鎮痛消炎剤）	アナフィラキシー様症状、嘔吐・悪心、血小板機能低下、喘息性発作の誘発、発熱、発疹、口内炎など
ゲンタマイシン （抗生剤）	腎機能障害、めまい、耳鳴り、難聴
ジギタリス製剤 （強心剤）	嘔気・嘔吐、下痢、食欲不振、頭痛、めまい、黄視、緑視、不整脈、徐脈、頻脈など
シクロスポリン （免疫抑制剤）	ショック、腎障害、肝障害、痙攣、意識障害など
ジゴキシン （強心剤）	徐脈、発作性心房性頻拍、心室細動、目のかすみなど
炭酸リチウム （抗うつ剤）	嘔気・嘔吐、下痢、食欲不振、徐脈、倦怠感など
テオフィリン （気管支拡張剤）	興奮、不眠、頻脈、動悸、めまい、頭痛など
フェニトイン （抗てんかん剤）	嘔気、運動失調、ふらつき、眼振、複視など

メキシレチン (抗不整脈剤)	めまい、徐脈、口渇、幻覚、痙攣^{けいれん}など
メトトレキサート (抗腫瘍剤)	骨髄抑制による白血球・血小板数の減少、嘔気・嘔吐、下痢、口内炎、間質性肺炎、腎障害、肝障害など
ワーファリン (抗凝固剤)	発熱、嘔吐、黄疸、皮膚炎、麻疹など
L-ドーパ (抗パーキンソン病剤)	錯乱、幻覚、抑うつ、発熱、めまい、不整脈など

ここを観察

病気による症状なのか、薬剤による副作用なのかをきちんと見極めなければいけない。副作用であるとすれば、医師の指導のもと薬剤を特定して用法・用量が守られているかを確認する。

ケアのポイント

● 薬剤服用の際は、用法・用量を守るように指導する。

知っておこう!

薬剤血中濃度の測定方法

薬剤血中濃度の測定方法は、免疫学的測定法と分離分析法の二つに大きく分けられる。

免疫学的測定法は測定薬剤に対する抗体を使用した測定方法で、酵素免疫測定法(EIA)、蛍光偏光免疫測定法(FPIA)、化学発光免疫測定法(CLIA)などがある。

分離分析法には、ガスクロマトグラフィー、高速液体クロマトグラフィー(HPLC法)、LC/MS/MSがある。

血清カリウム(K)
けっせい　　　　　　　　　　　ケー

Serum Potassium

腎臓、筋肉、神経などの状態を知る。

異常の場合は?

高 高カリウム血症の他、腎不全、副腎不全、アジソン病、低アルドステロン症、代謝性アシドーシス、溶血性疾患が疑われる。また、火傷、ACE阻害剤の投与でも高値となる。

基準値	**3.5 〜 5.0mEq/L**

低 低カリウム血症の他、原発性アルドステロン症、クッシング症候群、代謝性アルカローシスが疑われる。また、低栄養、嘔吐・下痢、利尿剤の投与でも低値となる。

ここを観察

腎機能、心電図所見を確認。筋肉、神経系の症状(脱力感、四肢の麻痺、しびれ感、味覚障害など)、不整脈、利尿剤投与の有無を把握し、吐き気・嘔吐・下痢・便秘がないかを観察する。
低カリウム時にジギタリス製剤を使用すると中毒を起こしやすいので、症状の変化を慎重に観察する。

血中尿素窒素➡P.82、血清クレアチニン➡P.83、レニン／アンギオテンシン➡P.216、心電図➡P.282 等もあわせて行う。

ケアのポイント

● 溶血を起こすとカリウム値が上昇するので、採血時には注意する。

単位の読み方 【mEq/L】…ミリエクィーバレントパーリットル

血清ナトリウム（Na）

けっせい

エヌ・エー

保

Serum Sodium

血液中のナトリウム濃度を調べる。

異常の場合は?

高
高ナトリウム血症の可能性（重度になると、意識障害が現れる）。
水分欠乏症（尿崩症、糖尿病など、水分の摂取不足、発汗・下痢・発熱による脱水）、ナトリウム過剰症（クッシング症候群、原発性アルドステロン症、ナトリウムの過剰投与、食塩の過剰摂取）が疑われる。

基準値	**135 ～ 145mEq/L**

低ナトリウム血症の可能性（重度になると、意識障害が現れる）。
ナトリウム欠乏症（ネフローゼ症候群、アジソン病、下痢・嘔吐、利尿剤投与）、水分過剰（甲状腺機能低下、抗利尿ホルモン分泌異常症候群）、重篤疾患、慢性消耗性疾患（うっ血性心不全、肝硬変、ネフローゼ症候群、腎不全、悪性腫瘍など）が疑われる。
低

ここを観察

利尿剤の服用があるかどうか、脱水症状、意識障害、下痢・嘔吐を把握し、症状を観察する。

尿たんぱく➡P.18、血清クレアチニン➡P.83 等もあわせて行う。

血清クロール（Cl）
けっせい　　　　　　　　　　　　　シー・エル

Serum Chloride

保

ナトリウム、重炭酸など他の電解質濃度の異常を知る。

異常の場合は？

高
過換気症候群、肺気腫、アルドステロン欠乏、代謝性アシドーシス、低アルブミン血症、骨髄腫が疑われる。また、下痢によるHCO_3の喪失、臭素・ヨードを含む薬剤の投与でも高値となる。

基準値	**98 〜 108**mEq/L

低
原発性アルドステロン症、アジソン病、肺炎が疑われる。また、嘔吐・吸引などによる胃液喪失、利尿剤の投与でも低値となる。

ここを観察

過呼吸・呼吸不全の有無、アニオンギャップを確認。臭素・ヨードを含む薬剤、ホルモン剤、利尿剤の投与、栄養状態、下痢・嘔吐などによる脱水の有無を把握し、尿量、排尿回数を把握する。

血液ガス／酸塩基平衡➡**P.102**、血清ナトリウム➡**P.109** 等もあわせて行う。

> **アニオンギャップ**　基本的に代謝性アシドーシスの指標となる。
> アニオンギャップ＝$Na^+ - (Cl^- + HCO_3^-)$

ケアのポイント

● クロール濃度は、それ自体の異常で症状は出ないので、それぞれの状況にあった看護を行う。

　単位の読み方　【mEq/L】…ミリエクィーバレントパーリットル

血清カルシウム（Ca）
けっせい　　　　　　　　　　シー・エー

Serum Calcium

保

内分泌疾患、腎疾患、骨代謝障害の有無を調べる。

異常の場合は？

高 悪性腫瘍の骨転移、白血病、多発性骨髄腫、甲状腺機能亢進症が疑われる。また、ビタミンD中毒の場合にも高値になる。

| 基準値 | $8.6 \sim 10.2$ mg/dL |

低 副甲状腺機能低下症、慢性腎不全、急性膵炎が疑われる。また、ビタミンD欠乏症、カルシウム摂取不足の場合にも低値となる。

ここを観察

心電図所見、血圧状態を把握し、食欲不振がないか、口渇、悪心・嘔吐、倦怠感や脱力感の有無、尿量を観察する。

アルカリホスファターゼ➡P.134、無機リン➡P.105、カルシトニン➡P.197 等もあわせて行う。

ケアのポイント

● 意識障害や痙攣（けいれん）に気をつける。

● 水分バランスを把握して、コントロールにつとめる。

● 頭痛、倦怠感、筋肉弛緩、吐き気、嘔吐、食欲不振、便秘、口渇などの症状に悩まされることが多いので、そのケアにつとめる。

血清マグネシウム (Mg)

けっせい　　　　　　　　　　　　　　　　　　　エム・ジー

Serum Magnesium

保

酵素活性や代謝過程の状態を知る。

異常の場合は?

高
腎疾患(慢性腎不全、急性腎不全乏尿期)、内分泌疾患(アジソン病、甲状腺機能障害)、ウイルス性肝炎、高度脱水症が疑われる。また、マグネシウム含有薬剤の過剰摂取でも高値となる。

基準値	**1.7 ～ 2.6mg/dL**

低
腎疾患(尿細管障害を伴う疾患、慢性腎盂腎炎)、内分泌疾患(甲状腺機能亢進症、アルドステロン症)、マグネシウム吸収障害(胃切除など)が疑われる。また、下痢、マグネシウムの摂取不足、人工透析、アルコール中毒でも低値となる。

ここを観察

錯乱、混迷、抑うつ状態の有無を確認。徐脈・頻脈・不整脈の有無、使用薬剤を把握し、発熱、呼吸抑制がないかを観察する。

血清クレアチニン➡P.83、血清カリウム➡P.108、血清カルシウム➡P.111 等もあわせて行う。

ケアのポイント

● 神経・精神系の症状が出現した場合には、転倒や転落などを防止できるように安全管理に気を配る。

血清亜鉛(Zn)
けっせい あ えん　ゼット・エヌ

Serum Zinc

保

亜鉛欠乏による味覚障害や皮膚病変、成長障害などの
診断に役立つ。

異常の場合は?

高 副腎不全や甲状腺機能亢進症などの内分泌疾患、溶血性貧
血などの血液疾患が疑われる。

| 基準値 | **59 ～ 135**μg / dL |

低 摂取不足や吸収障害により、味覚・嗅覚障害やアトピー性皮膚
炎、肝障害、膵障害、炎症性腸疾患など多彩な病変が疑われる。

 ここを観察

亜鉛欠乏の症状として、顔面の皮疹、口内炎、舌炎、脱毛、爪
変化、発熱、下痢、腹痛、嘔吐などが出現する。透析患者は亜
鉛欠乏を起こしやすいので注意する。

アルカリホスファターゼ➡**P.134** 等もあわせて行う。

 ケアのポイント

● 次の条件で検査値が変動しやすいので十分に留意する。

　・食後2～3時間または、妊娠、薬剤により低値となる。

　・室温で全血放置した場合、2時間で20%程度亜鉛値が上昇する。

　・空腹、牡蠣など海産物の摂取、ストレス、薬剤により高値となる。

● ゴム栓やゴム手袋には亜鉛が含まれるので、検体を取り扱う
際には使わない。

 妊娠中の場合 ➡ 低値となる

フェノールスルホンフタレイン(PSP) 保

Phenolsulfonephthalein

腎血流量を知ることで腎疾患のスクリーニングに用いる。

異常の場合は?

基準値		
15分:	**25 ～ 50**%
30分:	**40 ～ 60**%
60分:	**50 ～ 75**%
120分:	**55 ～ 85**%

低 15分後の値が20%以下なら、近位尿細管障害、腎機能障害、腎不全、尿路閉塞の可能性がある。

ここを観察

静脈注射から、15分後、30分後、60分後、120分後に濃度を測定する。中でも15分後の値が最重要視される。

尿中N-アセチル-β-D-グルコサミニダーゼ➡P.27、血中尿素窒素➡P.82、血清クレアチニン➡P.83 等もあわせて行う。

ケアのポイント

● 検査前に、コーヒーやお茶など利尿作用のあるものはとらないよう指導する。

● 浮腫や乾燥、発汗など皮膚の状態を観察し、脱水症状に注意する。

● 検査のための尿は、必ず全量採取するよう患者に指導する。

単位の読み方 【%】…パーセント

sdLDLコレステロール

Small Dense Low Density Lipoprotein Cholestrol

動脈硬化の早期発見のマーカーとして期待される。

異常の場合は？

高 高トリグリセライド血症、虚血性心疾患、脳梗塞、糖尿病、脂肪肝、肥満、高血圧などが疑われる。

基準値	**35.0mg/dL 未満**

 ここを観察

LDLコレステロールの中でも、小型で比重の大きいsdLDLコレステロールは、酸化されやすく動脈壁に浸透しやすいことから動脈硬化を引き起こす原因になることが明らかになってきた。

中性脂肪➡**P.116**、**LDL**コレステロール➡**P.118**、**HDL**コレステロール➡**P.120** 等もあわせて行う。

 ケアのポイント

● LDLコレステロールの値が正常〜軽度高値の場合でも、糖尿病、高トリグリセライド血症、虚血性心疾患、メタボリックシンドローム、脂肪肝、慢性腎臓病などを有する場合にはsdLDL-Cが異常高値のことがあり、測定してみる価値がある。

中性脂肪(トリグリセリド: TG) 保

ちゅうせい し ぼう

ティー・ジー

Triglyceride

動脈硬化性疾患の危険因子を調べる。

異常の場合は?

高 家族性トリグリセリド血症、動脈硬化性疾患、高カイロミクロン血症、脂質異常症、糖尿病、高尿酸血症、ネフローゼ症候群、クッシング症候群、甲状腺機能低下症、急性膵炎、アルコール性脂肪肝、閉塞性黄疸が疑われる。経口避妊薬、ホルモン剤の使用でも高値となる。

基準値	**30 〜 149**mg/dL

低 甲状腺機能亢進症、アジソン病、慢性肝障害、下垂体機能低下症(コレステロールが高値の場合)、吸収不良症候群が疑われる。また、低栄養状態、悪液質でも低値となる。

ここを観察

家族歴を確認。利尿剤、経口避妊薬やホルモン剤などの使用、肥満度、食事の摂取量(特に糖質)とその内容、喫煙、飲酒、運動などの生活習慣を把握する。

総コレステロール➡P.122、LDLコレステロール➡P.118、HDLコレステロール➡P.120 等もあわせて行う。

♥ ケアのポイント

● 食事の影響を受けるため、採血は早朝空腹時に行う。

● 高齢者では、水分・塩分の摂取と排出のバランスに注意する。

● 食事はゆっくりよく噛んで食べ、過食は控え、繊維質の多いものをとるよう注意する。また、糖質は中性脂肪の合成を促進するので、できるだけ控えるよう指導する。

● 過度のアルコールは、中性脂肪を増やすので適量の範囲に留めるよう指導する。

 検査値の性差 ➡ 男性が高め。男性は40代に最も高くなる
女性は60代に最も高くなる

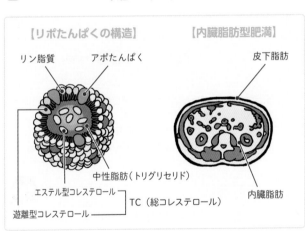

【リポたんぱくの構造】　　　　【内臓脂肪型肥満】

リン脂質　　アポたんぱく　　　　　　　皮下脂肪

中性脂肪（トリグリセリド）

エステル型コレステロール ┐
　　　　　　　　　　　　├ TC（総コレステロール）
遊離型コレステロール ──┘

内臓脂肪

エル・ディー・エル
LDLコレステロール 保
Low-Density Lipoprotein Cholesterol

動脈硬化性疾患の危険因子を調べる。

異常の場合は?

高

家族性高コレステロール血症、家族性欠陥アポたんぱくB血症、家族性複合性高脂血症、家族性Ⅲ型高脂血症、特発性高コレステロール血症、糖尿病、甲状腺機能低下症、先端巨大症、下垂体機能低下症、クッシング症候群、閉塞性黄疸、肝細胞がん、ジブ症候群、脂肪肝、膵炎、ネフローゼ症候群、痛風などが疑われる。

| 基準値 | **70 ～ 139mg/dL** |

低

家族性低β-リポたんぱく血症ヘテロ接合体、家族性短縮アポたんぱくB血症、タンジール病、甲状腺機能亢進症、栄養障害、吸収不良、急性肝炎、慢性肝炎、肝硬変、劇症肝炎、悪液質、アジソン病、貧血、慢性感染症などが疑われる。

ここを観察

遺伝が大きく影響するため、家族歴の把握が重要になる。肥満との関連も強いので肥満の程度も確認する。一般的に、加齢によって増加傾向となり、女性では更年期以降に急速に増加することも知っておきたい。

中性脂肪➡**P.116**、超音波➡**P.292** 等もあわせて行う。

単位の読み方 【mg/dL】…ミリグラムパーデシリットル

❤️ ケアのポイント

- LDLコレステロール値が高く、HDLコレステロール値が低い場合には、動脈硬化の危険性が大きくなるので、生活習慣や食事内容について指導する。

- 家族性高コレステロール血症の場合は、食事療法などの生活改善だけでは十分に効果を得られないので、コレステロール降下薬などの薬剤も用いる。

- 短期間にLDLコレステロール値が上昇した場合は、閉経、妊娠後期、ネフローゼ症候群、甲状腺機能低下症、糖尿病などの確認が必要となる。

【脂質異常症の場合には】

- 脂質異常症には自覚症状がほとんどないため、患者が疾患について正しい認識を持てるよう指導し、治療の動機づけを促す。

- 適正体重を維持できるように指導する。

- 食事では、食物繊維の摂取をすすめ、糖質の摂取制限を行う。

- ゆっくりよく噛んで食べ、過食しないような食生活を身に付けさせる。

- 運動療法としては、ウォーキングなど有酸素運動を1日20分以上行うよう指導する。

- 喫煙、飲酒を制限する。

 検査値の性差 ➡ 女性がやや高め

 検査値の年齢差 ➡ 加齢とともに高値となる

HDLコレステロール

保

High-Density Lipoprotein Cholesterol

動脈硬化性疾患の危険因子を調べる。

異常の場合は?

高

【100mg/dL以上】
CETP欠損症、肝性リパーゼ欠損症の頻度が高く、原発性胆汁性胆管炎の可能性も。

【65〜100mg/dL】
コレステロールエステル転送たんぱく(CETP)欠損症、肝性リパーゼ欠損症、アポたんぱくCⅢ異常、原発性胆汁性胆管炎、肺気腫が疑われる。長期多量飲酒や、薬剤(エストロゲン、インスリン、フィブラート系薬剤、還元酵素阻害薬)によってもこの値を示す。

基準値	男性: **40 〜 70**mg/dL
	女性: **45 〜 75**mg/dL

【40〜20mg/dL】
肥満、脂質異常症、糖尿病、甲状腺機能亢進症、肝硬変、慢性腎不全、骨髄腫、脳梗塞が疑われる。

【20mg/dL以下】
アポたんぱくA-I欠損症、レシチンコレステロールアシルトランスフェラーゼ(LCAT)欠損症、魚眼病、タンジール病の頻度が高く、肝硬変、慢性腎不全の可能性も。

低

ここを観察

肥満との関連が強いので、肥満の程度を観察する。遺伝も影響するため、家族歴の把握が重要になる。

中性脂肪➡P.116、超音波➡P.292 等もあわせて行う。

ケアのポイント

● HDLコレステロール値が低く、LDLコレステロール値が高い場合には、動脈硬化の危険性が大きくなる。HDLコレステロールのみならずLDLコレステロールの数値も一緒に把握する。

● 動脈硬化の危険性が大きいときには、生活習慣や食事内容について指導して、厳守させる。

● 一次性高HDLコレステロールでは、CETP酵素活性の判定も同時に行う。

検査値の性差 ➡ 女性がやや高め

検査値の年齢差 ➡ 加齢とともに高値となる

知っておこう！

動脈硬化症とコレステロールの関係

LDLコレステロールは、末梢細胞にコレステロールを運搬し動脈硬化症を惹起する。逆にHDLコレステロールには、末梢細胞に蓄積したコレステロールを引き抜く作用がある。よって動脈硬化が起きやすいのは、

LDLコレステロール→高値
HDLコレステロール→低値

の場合である。

総コレステロール(TC)

そう

ティー・シー

保

Total Cholesterol(T-Cho)

動脈硬化の危険度を知る。

異常の場合は?

高

240mg/dLを超えた場合には虚血性心疾患、家族性高コレステロール血症、糖尿病、脂質異常症、甲状腺機能低下症、ネフローゼ症候群、肝がん、閉塞性黄疸、末端肥大症、原発性胆汁性胆管炎、溶血が疑われる。

| 基準値 | **120 〜 219**mg/dL |

低

α-リポたんぱく欠損症、無・低β-リポたんぱく血症、甲状腺機能亢進症、アジソン病、肝障害が疑われる。喫煙、飲酒などでも低値となる。

ここを観察

家族歴、肥満の程度、飲酒や運動などの生活習慣、食事の内容と摂取量を把握する。

LDLコレステロール➡**P.118**、HDLコレステロール➡**P.120**、中性脂肪➡**P.116** 等もあわせて行う。

ケアのポイント

● 生活習慣や食事内容について、指導を行う。

 検査値の性差 ➡ 若年では男性が高め
高齢では女性が高め

 検査値の年齢差 ➡ 加齢とともに高値となる

単位の読み方 【mg/dL】…ミリグラムパーデシリットル

心筋トロポニンＴ

Troponin T

保

急性心筋梗塞の診断に用いる。

異常の場合は？

高

急性心筋梗塞が疑われる。不安定狭心症、心筋炎、高度の腎不全、非常に高度の骨格筋障害の可能性も。開心術時の心筋障害や心臓移植後の拒絶反応でも高い値を示す。

基準値	**0.014**ng/mL 以下（ECLIA 法）

ここを観察

胸痛の部位、程度、持続時間、放散痛の有無を観察する。不整脈、呼吸困難、血圧、尿量、冷感の有無も確かめる。

AST ／ ALT➡P.132、乳酸脱水素酵素➡P.138、クレアチンキナーゼ➡P.140、ミオグロビン➡P.145、心電図➡P.282、心エコー➡P.285 等もあわせて行う。

ケアのポイント

● 酸素使用量が低下することのないよう注意する。

● 痛みの緩和を心がけ、必要時は鎮痛剤投与と効果評価を行う。

● モニター心電図を装着し、致死性不整脈などの早期発見・対応に備える。

● 急変時に備え、スムーズな治療のための環境整備を心がける。

リポたんぱく分画

Lipoprotein Fractionation

保

脂質異常症の分類や病態把握に役立つ。

異常の場合は?

高

【HDL（α）】
CETP欠損症、肝性トリグリセライドリパーゼ欠損症、アルコール多飲などが疑われる。

【VLDL（Pre-β）】
脂質異常症、ネフローゼ症候群、糖尿病、痛風、アルコール多飲などが疑われる。

【LDL（β）】
脂質異常症、ネフローゼ症候群、甲状腺機能低下症などが疑われる。

基準値		男性：	女性：
	HDL(α)	**26.9 ～ 50.5%**	**32.6 ～ 52.5%**
	VLDL(Pre-β)	**7.9 ～ 23.8%**	**6.6 ～ 20.8%**
	LDL(β)	**35.3 ～ 55.5%**	**33.6 ～ 52.0%**

※アガロース法（電気泳動法）による測定

【HDL（α）】
タンジール病、アポたんぱくA-I欠損症、LCAT欠損症、肝硬変などが疑われる。

【VLDL（Pre-β）】
無β-リポたんぱく血症、低β-リポたんぱく血症などが疑われる。

【LDL（β）】
低

無β-リポたんぱく血症、低β-リポたんぱく血症、肝硬変などが疑われる。

単位の読み方【%】…パーセント

ここを観察

脂質異常症では自覚症状がほとんどないが、重症の場合は角膜の周囲が輪状に白濁する。また、眼瞼（がんけん）やアキレス腱、肘、膝関節などに皮脂の沈着による黄色腫が発生する。

アポたんぱく分画➡P.129、LDLコレステロール➡P.118、HDLコレステロール➡P.120、総コレステロール➡P.122、中性脂肪➡P.116 等もあわせて行う。

ケアのポイント

- 食事の影響が強いため、空腹時採血であることを患者に伝える。
- アルコール摂取がVLDLとLDLを増加させることに留意する。

脂質異常症の分類

型	増加するリポたんぱく	総コレステロール(TC)	中性脂肪(TG)	特徴
Ⅰ	カイロミクロン	↑～	↑↑↑	10歳以下で発症するが稀
Ⅱa	LDL	↑↑↑	～↑	閉経後女性、高齢者に多い
Ⅱb	LDL、VLDL	↑↑	↑↑	糖尿病患者に多い
Ⅲ	IDL	↑↑	↑↑	成人後に発症するが稀
Ⅳ	VLDL	～↑	↑↑	糖尿病患者、中年男性に多い
Ⅴ	カイロミクロン、LDL	↑↑↑	↑↑↑	成人後に発症するが稀

※↑：上昇(↑～＝↑以上、～↑＝基準値よりやや上昇)
↑↑：中等度上昇
↑↑↑：高度上昇

検査値の性差 ➡ HDLは、女性に高値傾向がある。LDLは、閉経前の女性は男性より低値であるが、閉経後は女性の方が高値となる傾向がある

検査値の年齢差 ➡ VLDLとLDLは、加齢とともに増加傾向を示す

推算GFR値(eGFR)

すいさんジー・エフ・アール ち　イー・ジー・エフ・アール

^保

estimated Glomerular Filtration Rate

腎糸球体の機能を評価する。

異常の場合は?

高

130mL/分/1.73㎡以上であれば、糖尿病性細小血管障害に伴う糖尿病性腎炎が疑われる。妊娠中や高たんぱく食の影響でも値が高くなる。

基準値	**60mL/分/1.73㎡以上**

低

60mL/分/1.73㎡未満なら、慢性糸球体腎炎、糖尿病性腎症、腎硬化症が疑われる。急性腎炎、ループス腎炎、血管炎、間質性腎炎、腎血管性高血圧、片腎、肝硬変、腎静脈血栓症、うっ血性心不全、極度の脱水、DIC（播種性血管内凝固症候群）水腎症、薬剤性腎障害の可能性も。

✏️ ここを観察

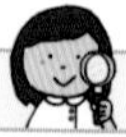

錯乱、混迷、抑うつ状態の有無を確認。徐脈・頻脈・不整脈の有無、尿量、体重、血圧、使用薬剤などを把握し、浮腫、発熱、呼吸抑制がないかを観察する。

血中尿素窒素➡P.82、HbA1c➡P.89、尿たんぱく➡P.18、シスタチンC➡P.88 等もあわせて行う。

❤️ ケアのポイント

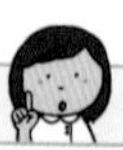

● 腎機能の程度に応じて、塩分・水分・カリウム、たんぱく質制限などの食事指導を行う。

¹²⁶ 単位の読み方 【mL/分/1.73㎡】…ミリリットルパーミニッツパー1.73平方メートル

アディポネクチン

Adiponectin

内臓脂肪の程度を調べ、メタボリックシンドロームなどの生活習慣病や動脈硬化を予防する。

異常の場合は？

基準値	**4.0μg/mL 以上**

低 メタボリックシンドローム、高血圧、高血糖、脂質異常症または動脈硬化などが疑われる。

 ここを観察

循環器障害の有無を確認し、血圧、血糖値の上昇を把握。内臓脂肪の増減を観察する。

尿糖➡**P.20**、中性脂肪➡**P.116**、総コレステロール➡**P.122**、ヘモグロビン量➡**P.49**、肝機能検査➡**P.132~** もあわせて行う。

 ケアのポイント

● アディポネクチンの分泌に効果的な海藻類や大豆類を多く摂取し、栄養バランスのとれた食事を心がける。

● 過度な飲酒、喫煙は控える。

● 歩行距離を増やすなど、適度な運動を心がける。

単位の読み方 【μg/mL】…マイクログラムパーミリリットル

アミノ酸分析
さんぶんせき

Amino-acid Analysis

先天性アミノ酸代謝異常症の診断に用いられる他、肝疾患、腎疾患、糖尿病、神経筋疾患、低たんぱく症の診断や病態解析にも役立つ。

異常の場合は?

高

フェニルアラニンが高値ならフェニルケトン尿症、チロシンが高値ならチロシン症、メチオニンが高値ならホモシスチン尿症が疑われる。

基準値	
メチオニン：	**15.5 〜 38.6**nmol/mL
チロシン：	**38.4 〜 89.4**nmol/mL
フェニルアラニン：	**43.5 〜 79.8**nmol/mL

低

総分岐鎖アミノ酸と芳香族アミノ酸とのモル比(フィッシャー比)が低下していると、非代償性肝硬変や肝性脳症など肝疾患が疑われる。フィッシャー比が低下すれば、肝性脳症がみられる肝不全の可能性も。

✏️ ここを観察

黄疸や貧血状態の有無を観察する。体重の変化にも注意し、意識障害はないか胸痛や腹痛、倦怠感についても確認する。

AST／ALT➡P.132、**アンモニア➡P.87** 等もあわせて行う。

❤️ ケアのポイント

● 食事は栄養を必要量摂取できるよう工夫し、高たんぱく食や塩分制限などを指導する。

単位の読み方 【nmol/mL】…ナノモルパーミリリットル

アポたんぱく分画

ぶんかく

Apolipoprotein Fraction

保

脂質異常症の診断、経過観察の指標となる。

異常の場合は?

高

【AⅠ、Ⅱ】
高HDL血症、コレステロールエステル転送たんぱく(CETP)
欠損症、Ⅳ型高脂血症の頻度が高い。

基準値	【AⅠ】	男性：	**119 ～ 155** mg/dL
		女性：	**126 ～ 165** mg/dL
	【AⅡ】	男性：	**25.9 ～ 35.7** mg/dL
		女性：	**24.6 ～ 33.3** mg/dL

【AⅠ、Ⅱ】
低HDL血症、アポA-Ⅰ欠損症、レシチンコレステロールアシ
ルトランスフェラーゼ(LCAT)欠損症、急性肝炎、慢性肝炎、
肝硬変、閉塞性黄疸、慢性腎炎の頻度が高い。

低

✏ ここを観察

心電図所見、血圧状態を把握し、倦怠感や脱力感の有無、尿量、
食生活や嗜好品、運動習慣なども観察する。

総コレステロール➡P.122、HDLコレステロール➡P.120、中性脂肪➡P.116 等もあわ
せて行う。

♥ ケアのポイント

● 食事療法、運動療法、禁煙を指導する。

単位の読み方 【mg/dL】…ミリグラムパーデシリットル

エリスロポエチン(EPO) 保

イー・ピー・オー

Erythropoetin

貧血、多血症かどうかを調べ、その程度を判断する。

異常の場合は?

再生不良性貧血、赤芽球癆、酸素分圧の低下する肺疾患や心疾患が疑われ、各種貧血の可能性も大きい。また肺がん、小細胞肺がん、小脳腫瘍などの恐れもある。

基準値	**4.2 ～ 23.7mIU/mL**

腎性貧血、真性多血症が疑われる。

ここを観察

貧血症状(動悸、息切れ、めまい、チアノーゼ)、発熱の有無、出血傾向、皮膚や粘膜の紅潮、耳鳴り、頭痛、皮膚の掻痒感の有無などを観察する。

ヘモグロビン量➡P.49、ヘマトクリット値➡P.48、赤血球数➡P.46、赤血球恒数 ➡ P.52 等もあわせて行う。

ケアのポイント

- 高エネルギー・高たんぱく食で、栄養状態を維持・改善する。
- 胸痛、呼吸困難、頭痛、めまい、耳鳴りの有無に気を配り、多血症の徴候に注意する。
- 採血や出血を伴う検査後は、止血を確認する。

単位の読み方【mIU/mL】…ミリアイユーパーミリリットル

第4章 血清酵素検査

AST(GOT) ／ ALT(GPT)

エー・エス・ティー　ジー・オー・ティー　　　エー・エル・ティー　ジー・ピー・ティー

Aspartate Aminotransferase/
Alanine Aminotransferase

保

肝細胞の破壊の有無を推定する。

異常の場合は？

高

【ASTが高値の場合】

肝炎、肝硬変、心筋梗塞、大量出血などによるショック、皮膚筋炎、溶血性貧血、閉塞性黄疸、筋ジストロフィー、脂肪肝、薬剤性肝障害、アルコール性肝障害、溶血、甲状腺疾患、胆汁性肝硬変症などが疑われる。

【ALTが高値の場合】

肝炎、肝硬変、大量出血などによるショック、脂肪肝、胆嚢炎、胆石発作、薬剤性肝障害、アルコール性肝障害などが疑われる。

【ASTとALTがともに高値の場合】

甲状腺機能亢進症、急性肝炎、劇症肝炎の初期などが疑われる。ASTとALTがともに高値を示した場合は細胞の壊死との相関があるため、値が高くなるほど疾患は重症になる。ただし、肝細胞の壊死が広範囲にわたると、AST、ALTともに低値となる。近年、AST、ALTとも31U/L以上を異常値とすることが多い。

| 基準値 | AST (GOT)：**10 ～ 40**U/L |
| | ALT (GPT)： **5 ～ 40**U/L |

単位の読み方 【U/L】…ユニットパーリットル

ここを観察

病歴、黄疸がないか、貧血症状の有無を確認。服用している薬剤、意識障害はないかを把握し、胸痛、腹痛、倦怠感の有無、体重の変化を観察する。

血清アルブミン➡P.92、乳酸脱水素酵素➡P.138、クレアチンキナーゼ➡P.140、肝炎ウイルス➡P.182~187 等もあわせて行う。

ケアのポイント

● 心身の安静を保てるよう配慮する。

● 疼痛などのストレス除去につとめる。

● 食事は栄養を必要量摂取できるよう工夫し、高たんぱく食や塩分制限などを指導する。

● 飲酒や運動によっても値は上昇するので、生活環境全般にわたって指導する。

知っておこう！

ASTとALTの相関関係

・ウイルス性肝炎の場合には、肝炎の活動期によりASTとALTの相関に変化が現れる。

AST＞ALT＝ウイルス性肝炎の極期

ALT＞AST＝ウイルス性肝炎の初期

・ASTが高値の場合で、クレアチンキナーゼも高値を示した場合には、心筋梗塞が疑われる。

・AST・ALTともに30U/L以下が望ましい。

アルカリホスファターゼ(ALP) ／アイソザイム

エー・エル・ピー 保

Alkaline Phosphatase/Isozyme

胆汁排出経路の障害、悪性腫瘍の骨転移、骨疾患の有無を知る。

高

閉塞性黄疸、原発性胆汁性胆管炎、副甲状腺機能亢進症、くる病、肝がん、肝膿瘍、急性腎盂腎炎、慢性肝炎、肝硬変、胆管がん、ALP結合免疫グロブリン、骨肉腫、悪性腫瘍の骨転移が疑われる。また、妊娠、成長期にも高値となる。

基準値	**38 ～ 113U/L**

低

甲状腺機能低下症、慢性腎炎、たんぱく栄養不良症が疑われる。

✎ ここを観察

黄疸の有無を確認。筋力の低下や筋肉がつることがないか、月経量の増加、むくみ、疼痛の有無を把握し、腹部膨満、倦怠感・食欲不振、下痢・血便・便秘があるか観察する。

AST／ALT➡P.132、γ-GTP➡P.136、LAP➡P.142 等もあわせて行う。

妊娠中の場合 ➡ 妊娠8カ月以降に上昇。出産後3週間ほどで正常値に戻る

❤ ケアのポイント

【高値の場合】

● 安静が保てるよう心がける。(肝細胞修復と庇護のため)

● 適正な室温と湿度を保つよう気を配る。

● 体位にも気をつけ疼痛の除去を行う。

● 腹水がある場合には、適正な水分摂取ができるようにする。

【低値の場合】

● むくみや活動性の低下がないか観察する。

\ 知っておこう! /

ALPのアイソザイムは6種類

アルカリホスファターゼは、それぞれ起源を異にする
6つのアイソザイムに分類される。

起源	アイソザイム
肝臓	ALP1、ALP2
骨	ALP3
胎盤	ALP4
小腸	ALP5、ALP6

高値を示すアイソザイムにより、以下の疾患が疑われる。

アイソザイム	疾患
ALP1	肝がん、閉塞性黄疸など
ALP2	肝炎、胆道閉塞など
ALP3	副甲状腺機能亢進症、悪性腫瘍の骨転移など
ALP4	妊娠、悪性腫瘍
ALP5	肝硬変、慢性肝炎、慢性腎不全など
ALP6	潰瘍性大腸炎、肝がん

ガンマ ジー・ティー・ピー

γ-GTP
(γ-グルタミルトランスペプチダーゼ)

保

γ-Glutamyl Transpeptidase

アルコール性肝障害の診断の目安となる。
また、アルコール制限の実施状況を把握する。

異常の場合は?

高 アルコール性肝障害、薬剤性肝障害、胆汁うっ滞性肝障害、
脂肪肝が疑われる。また、ストレスで上昇することもある。

基準値	男性：**79**U/L 以下
	女性：**48**U/L 以下

低 妊娠性胆汁うっ滞、先天性低γ-GTP血症が疑われる。

 ここを観察

服用している薬剤、アルコール摂取量、浮腫の有無を把握し、
倦怠感、吐き気の有無、食欲の状態、体重増加について観察する。

血清総たんぱく➡P.78、血清ビリルビン➡P.96、アルカリホスファターゼ➡P.134、
LAP➡P.142 等もあわせて行う。

 ケアのポイント

● 食事は病態により制限が異なるので留意する。

 検査値の性差 ➡ 男性が高め

 妊娠中の場合 ➡ 妊娠後期は低値を示す

136 単位の読み方【U/L】…ユニットパーリットル

コリンエステラーゼ(ChE) 保

シー・エイチ・イー

Cholinesterase

肝臓のたんぱく合成能力を知る指標となる。

異常の場合は?

高
ネフローゼ症候群、甲状腺機能亢進症、脂肪肝、急性肝炎回復期、糖尿病、肥満、脂質異常症が疑われる。

基準値	男性: **245 〜 495**U/L
	女性: **198 〜 452**U/L

低
検査結果が基準値の50〜20%は軽症、10%以下は重症。肝硬変、慢性肝炎、肝がん、劇症肝炎、肝膿瘍、甲状腺機能低下症、重症感染症が疑われる。また、低栄養状態、薬物中毒(有機リン)でも低値となる。

ここを観察

肝機能低下に伴う症状(倦怠感、黄疸)の有無を把握し、ChEの極端な低値に注意する。薬物や農薬の中毒が原因とみられる場合には、適切な処置を施し、しっかりと観察をする。

血清総たんぱく➡P.78、AST / ALT➡P.132、γ-GTP➡P.136 等もあわせて行う。

ケアのポイント

●低値の場合は、必要に応じて十分な酸素を供給する。

検査値の性差 ➡ 男性が高め

検査値の年齢差 ➡ 成人の場合は加齢とともに低下

γ-GTP(γ-グルタミルトランスペプチダーゼ)/コリンエステラーゼ(ChE)

単位の読み方【U/L】…ユニットパーリットル

乳酸脱水素酵素(LDH) ／ アイソザイム

にゅうさんだっすいそこうそ エル・ディー・エイチ

Lactate Dehydrogenase/Isozyme

臓器・組織の損傷を知る。
アイソザイムにより損傷臓器の推測をする。

異常の場合は?

高 心疾患(急性心筋梗塞、うっ血性心不全)、肺疾患(肺塞栓症、間質性肺炎)、血液疾患(悪性貧血、溶血性貧血、白血病、悪性リンパ腫、伝染性単核症)、悪性腫瘍、腎疾患(腎梗塞、急性腎不全)、肝疾患(急性肝炎、慢性肝炎、劇症肝炎、うっ血肝)、伝染性単核症、筋ジストロフィー、LDH結合免疫グロブリンなどが疑われる。

| 基準値 | **120 〜 245**U/L |

低 遺伝性HまたはMサブユニット欠損症が疑われる。また、薬剤投与(抗腫瘍剤や免疫抑制剤)でも低値となる。

 ここを観察

悪性腫瘍の可能性を確認。激しい運動・筋肉注射をしていないかを把握し、貧血に伴う症状、胸部圧迫や胸痛、吐き気・嘔吐の有無を観察する。

白血球像➡P.56、AST ／ ALT➡P.132、心電図➡P.282 等もあわせて行う。

♥ ケアのポイント

● 安静が保たれるよう心がける。

● 安楽な体位を工夫する。

● ストレスの除去につとめる。

● 心機能の負担軽減、水分代謝の活性化、各部の血流の増加などに注意する。

● 破壊された組織の血液循環を促進し、再生に必要とされるエネルギー確保と消耗防止につとめる。

LDHアイソザイムが異常値を示す主な疾患

疾患	LDH1	LDH2	LDH3	LDH4	LDH5
心筋梗塞	↑	↑			
急性腎不全	↑	↑			
悪性貧血	↑	↑			
溶血性貧血	↑	↑			
肝炎				↑	↑
肝がん		↑	↑	↑	↑
白血病		↑	↑		
肺梗塞		↑	↑	↑	
悪性リンパ腫		↑	↑		
筋ジストロフィー		↑	↑		
膠原病			↑	↑	

↑＝上昇

 検査値の年齢差 ➡ 出生直後は高値。14〜15歳で成人値となる

クレアチンキナーゼ(CK) シー・ケー ／アイソザイム

Creatine Kinase/Isozyme

骨格筋、心筋、脳、平滑筋の損傷を診断する。

異常の場合は?

高

高値を示すアイソザイムにより、以下の疾患が疑われる。

【CK-MMが高値の場合】

多発性筋炎、進行性筋ジストロフィー、筋萎縮症など筋肉が崩壊する疾患、外傷、気管支喘息

【CK-MBが高値の場合】

心筋梗塞、心筋炎、開心術後、筋ジストロフィー、多発性筋炎など

【CK-BBが高値の場合】

脳梗塞、急性脳損傷、中枢神経手術後、開心術後、前立腺や消化管の悪性腫瘍、大理石病など

基準値	男性:**50 ～ 230**U/L
	女性:**50 ～ 210**U/L

低

甲状腺機能亢進症、先天性赤血球症、高ビリルビン血症、結合組織疾患が疑われる。また、長期臥床、治療の副作用(ステロイド治療、化学療法など)でも低値となる。

ここを観察

筋肉疾患、心筋疾患、脳神経疾患の有無を確認。血液検査の値、術後ではないか、激しい運動後ではないか、筋肉注射はしていないかを把握して、激烈な胸痛、激しい咳込みの有無を観察する。

AST ／ ALT➡P.132、γ-GTP➡P.136、LAP➡P.142、ミオグロビン➡P.145 等もあわせて行う。

ケアのポイント

● 安静を保てるよう心がける。

● 血液循環を促進するために、保温や入浴に気を配る。

● 細胞を保護するために、十分な酸素を供給する。

 検査値の性差 ➡ 男性がやや高め

 検査値の年齢差 ➡ 出生直後が高値。学童期に成人値となり加齢により低値となる

\知っておこう！/

CKのアイソザイムは3種類

クレアチンキナーゼにはM（muscle＝筋肉）とB（brain＝脳）という2つのサブユニットが存在し、以下の3種類のアイソザイムに分類される。

CK-MM＝骨格筋に存在する

CK-MB＝心筋に存在する

CK-BB＝脳・平滑筋に存在する

ロイシンアミノペプチダーゼ(LAP) エル・エー・ピー 保

Leucine Aminopeptidase

肝臓や胆道の異常を診断する手がかりとなる。

異常の場合は?

高

胆管がん、胆道がん、胆道狭窄、胆道閉塞、胆石、急性肝炎、慢性肝炎、肝がん(原発性・転移性)、肝硬変、薬剤性肝障害、ウイルス肝炎、急性膵炎、膵がん、悪性リンパ腫、白血病、ウイルス感染症、ネフローゼ症候群、子宮がん、卵巣がんが疑われる。妊娠後期にも高値となる。

アイソザイムの**LAP2**は肝細胞障害に、**LAP3**は悪性腫瘍、胆道閉塞に特異的に反応する。

基準値	**30 〜 78**U/L

ここを観察

黄疸の有無を確認。腹水や浮腫がないかを把握し、発熱、易疲労感、倦怠感の有無を観察する。

血清ビリルビン➡P.96、AST / ALT➡P.132、アミラーゼ➡P.146 等もあわせて行う。

ケアのポイント

- 腹水や浮腫を抑えるため、水分・塩分の摂取を制限するよう指導する。

- 肝臓の負担を軽減するため禁酒・禁煙が必要であることを指導する。

単位の読み方 【U/L】…ユニットパーリットル

リパーゼ

Lipase

保

膵臓の機能や異常を知る。

異常の場合は？

高 急性膵炎、慢性膵炎、膵がん、膵管閉塞、膵外傷、腎炎、腎不全、肝疾患が疑われる。

基準値	**17 〜 57U/L**

低 慢性膵炎の末期、膵がんの末期、膵嚢胞線維症が疑われる。膵全摘術後にも低値となる。

ここを観察

アルコールの摂取状況を把握し、悪心・嘔吐、発熱、腹痛の有無、部位、痛みの程度、ショック症状がないかを観察する。

白血球数➡**P.58**、アミラーゼ➡**P.146**、CA19-9➡**P.232** 等もあわせて行う。

ケアのポイント

【急性膵炎の場合】

● 水分と電解質を十分に補給する。

● ショック症状を見逃さないよう、しっかりと観察する。

● 安楽な体位をとれるように配慮し、疼痛の緩和につとめる。

● 身体が清潔に保てるよう気を配り、二次感染を予防する。

● 発病後数日は経口摂取は禁止とする。

 単位の読み方 【U/L】…ユニットパーリットル

アルドラーゼ(ALD)

エー・エル・ディー

保

Aldolase

心筋を含む筋肉や代謝の障害について調べる。

異常の場合は?

高

7.5～15U/Lは軽度上昇で、肝硬変が疑われ、肺がん、悪性リンパ腫の可能性がある。**15～30U/L**は中等度上昇で、急性心筋梗塞、急性肝炎、脳血管障害が疑われ、心筋炎の可能性も。**30U/L以上**の高度上昇の場合、急性心筋梗塞が疑われ(特に循環不全を伴う場合)、心筋炎、進行性筋ジストロフィー、多発性筋炎の可能性も。

基準値	$2.7 \sim 7.5$U/L

低

テイ・サックス病や果糖不耐症が疑われ、エストロゲンでも低下する。

ここを観察

上眼瞼のヘリオトロープ疹や紅斑(紫紅色の皮疹)、色素沈着、筋力低下などの筋症状がないか観察する。

乳酸脱水素酵素➡P.138、アルカリホスファターゼ➡P.134、AST / ALT➡P.132 等もあわせて行う。

ケアのポイント

● 激しい運動により値が上昇する傾向があるので、安静が保たれるよう心がける。

● 安楽な体位を工夫し、ストレスの除去につとめる。

単位の読み方【U/L】…ユニットパーリットル

ミオグロビン
Myoglobin

保

筋障害や筋組織障害の有無とその進行を調べる。

異常の場合は？

高
心筋梗塞、多発性筋炎、皮膚筋炎、筋ジストロフィー、高度の腎不全などが疑われる。激しい筋肉運動や筋肉注射などで上昇することもある。

基準値	**60.0**ng/mL 以下

✏️ ここを観察

既往歴、薬剤の服用を把握する。脱力感、腫脹、しびれ、痛み、赤褐色尿（ミオグロビン尿）の有無も確認する。

AST ／ ALT➡P.132、クレアチンキナーゼ➡P.140、乳酸脱水素酵素➡P.138 等もあわせて行う。

♥ ケアのポイント

● 無尿または乏尿がみられるときは腎不全の可能性があるため、輸液を投与し、排尿を促す。

● 乏尿が続くときや尿毒症がみられるときは透析を行う。

 検査値の性差 ➡ 男性が高め

アミラーゼ(AMY)／アミラーゼアイソザイム

エー・エム・ワイ

Amylase/Isozyme

保

膵臓および唾液腺の機能や疾患を推測する。

異常の場合は?

高

アイソザイムにより疑われる疾患および考えられる原因は以下のとおり。

【P型が高値】
膵臓疾患(急性膵炎、慢性膵炎の増悪期、膵がん)、胆道がん、糖尿病、薬剤投与など

【S型が高値】
アミラーゼ産生腫瘍(肺がん、卵巣がん、大腸がん)、肺疾患(肺炎、肺結核)、子宮外妊娠、流行性耳下腺炎、ショック後など

【P型・S型ともに高値】
腎臓疾患(慢性腎不全)、肝臓疾患(肝硬変、慢性肝炎の一部)

基準値	アミラーゼ:**39 ～ 134**U/L
	アイソザイムP型(膵型):**30 ～ 60**%
	S型(唾液腺型):**40 ～ 70**%

【P型が低値】
慢性膵炎の末期、膵がんの末期、膵切除後など

低

【S型が低値】
シェーグレン症候群、下顎部や頸部の放射線治療後

✏️ ここを観察

悪性腫瘍、腎不全の有無、開腹手術後かどうかを確認。他の酵素系検査値、全身状態を把握し、耳下腺、顎下腺の腫れと痛みがないか、腹痛、背痛、悪心、嘔吐があるかどうかを観察する。血清、尿中アミラーゼが高値なら、アミラーゼアイソザイム、リパーゼ、エラスターゼ1などを検査し、膵疾患が疑われればMRIやERCPなど画像検査を行う必要がある。また、血清アミラーゼが高値なのに、尿中アミラーゼが低値の場合は、マクロアミラーゼ血症が疑われる。

白血球数➡**P.58**、血糖➡**P.90**、CRP➡**P.152** 等もあわせて行う。

♥ ケアのポイント

● 疼痛の緩和につとめ、安静が必要なことを患者に説明する。

● 膵炎の患者が腹痛を訴える場合には、脂肪やアルコールを控えるよう指導する。

検査値の年齢差 ➡ 新生児では低値。1歳前後で成人値よりやや高め。その後12～15歳で成人値となる

\ 知っておこう！ /

アミラーゼのアイソザイムは2種類

アミラーゼには膵臓に存在するP型(膵型)と、唾液腺や小腸、卵巣、肺などに存在するS型(唾液腺型)の2つのアイソザイムがある。

P型の異常値では膵臓の疾患が疑われ、S型では唾液腺や卵巣など膵臓以外での疾患が疑われる。

エラスターゼ1 _{イチ}

Elastase1

保

膵疾患の診断と経過観察に用いられる。

異常の場合は?

高 急性膵炎、膵がん、慢性膵炎の再燃期が疑われ、膵嚢胞、膵外傷、ERCP（内視鏡的逆行性胆道膵管造影）後、消化管穿孔、腎不全、腎からの排泄障害、腸閉塞、胆嚢・胆道系疾患の可能性も。

| 基準値 | **300**ng/dL 以下 |

ここを観察

急性膵炎の場合は治療後も高値が続くため、しばらく臨床経過を観察する。

リパーゼ➡P.143、アミラーゼ➡P.146、トリプシン➡P.150 等もあわせて行う。

ケアのポイント

● 腹部の張りは、腹水による場合があるので食事の工夫や安楽な体位(前屈位)を調整する。

● 膵炎患者が腹痛を訴える場合には、脂肪やアルコールを控えるよう指導する。

● 脱水症状の観察をしっかり行う。

● 急性膵炎患者の場合は腸閉塞を起こしやすいので、腹部の聴診などを行い、その徴候に注意する。

単位の読み方 【ng/dL】…ナノグラムパーデシリットル

酸性ホスファターゼ(ACP)

さんせい　エー・シー・ピー

Acid Phosphatase

前立腺、肝臓、骨、血液の疾患を診断する。

異常の場合は?

高

前立腺がん、前立腺肥大症、前立腺炎、副甲状腺機能亢進症、慢性腎不全、悪性腫瘍の骨転移、原発性骨腫瘍、ベーチェット病、骨粗鬆症、骨折、肝がん、慢性肝炎、肝硬変、血小板減少症、白血病、真性赤血球増加症が疑われる。また、男性ホルモン剤投与、インスリン治療、放射線治療でも高値を示す。

| 基準値 | **5.9 〜 14.0**U/L |

低

薬剤使用の影響として、女性ホルモンや副腎皮質ホルモンの使用患者や、抗血栓薬であるヘパリン使用患者については低値を示すことがある。

ここを観察

● 尿量、尿性状、尿の回数、残尿感の有無などを確認する。下腹部の膨満、疼痛や発熱の有無についても観察する。

● 前立腺の機械的刺激や溶血、および血清などでも高値を示すことを念頭に置く。

PSA➡P.246、γ-Sm➡P.248、PAP➡P.256 等もあわせて行う。

トリプシン

Trypsin

膵障害の有無を判断する参考となる。

異常の場合は?

高 急性膵炎、慢性膵炎の再燃期、膵がん、膵嚢胞線維症、胆石、胆道がん、肝硬変、腎不全などが疑われる。

基準値	**100 ～ 550ng/mL**

低 慢性膵炎の末期、膵がん、膵嚢胞症、インスリン依存性糖尿病などが疑われる。また、膵全摘後にも低値となる。

✏️ ここを観察

血糖値のコントロール状況やインスリン分泌状態を確認。全身状態、飲酒習慣について把握し、腹痛・腹部の張り、吐き気・嘔吐・発熱、脱水症状がないかを観察する。

血糖➡**P.90**、AST／ALT➡**P.132**、アミラーゼ➡**P.146** 等もあわせて行う。

❤️ ケアのポイント

● 腹部の張りは腹水による場合があるので注意する。

● 脱水症状の観察はしっかりと行う。

● 急性膵炎から腸閉塞を起こす場合があるので、慎重な観察を心がける。

第5章 免疫血清検査

C反応性たんぱく(CRP)

Carbohydrate Reactive Protein

<small>シー・アール・ピー</small>

炎症や組織障害の有無、程度、予後を調べる。

異常の場合は?

高

【中等度上昇(1〜10mg/dL)】
急性の感染症、膠原病、リウマチ熱、虚血性心疾患、肝硬変、敗血症、悪性腫瘍、組織壊疽などが疑われる。

【軽度上昇(基準値〜1mg/dL)】
慢性の感染症、ウイルス性疾患、急性肝炎、脳炎、耳下腺炎、内分泌疾患が疑われる。また、妊娠や経口避妊薬の使用などによっても陽性反応が出ることがある。

基準値	**0.3mg/dL 以下**

ここを観察

発熱および感染症状の有無、息切れや胸痛の有無、食事や飲水摂取状況、尿量などを観察するとともに、使用薬剤を確認する。浸出液などがみられるときは、量や性質、状態を把握しておく。

<small>白血球数➡P.58、血清たんぱく分画➡P.80、各種腫瘍マーカー検査➡P.228〜 等もあわせて行う。</small>

ケアのポイント

● 炎症に伴う発熱、腫脹、疼痛などの症状がみられるときは、その軽減につとめ、安静に過ごせるよう援助する。

単位の読み方 【mg/dL】…ミリグラムパーデシリットル

- 二次的な事故や感染による炎症などを起こさないよう、全身を清潔にすると同時に環境を整える。

- 消化吸収のよい高カロリー食を用意する。

- 水分摂取と尿量を把握し、脱水症状を起こさないよう注意する。

- 治療や症状によっては生活行動が制限されるので、快適に生活できるよう援助する。

知っておこう！

C反応性たんぱく増加のプロセス

C反応性たんぱくは炎症マーカーとして利用されている物質で、体内に急性炎症や組織崩壊がある場合に血液中に増加する。

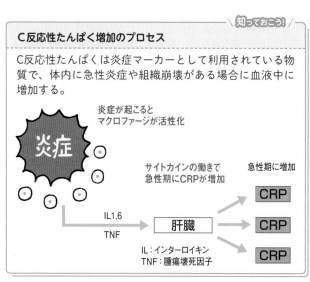

高感度CRP

こうかん ど シー・アール・ピー

High Sensitive C-reactive Protein

心疾患の有無と、その診断および炎症性疾患の有無を知る。

異常の場合は?

高 1 心疾患（心筋梗塞、狭心症など）にかかる危険性が高い。免疫疾患（膠原病など）、感染症、悪性腫瘍、糖尿病、細菌感染が疑われる。また、外傷、ホルモン補充療法、肥満、喫煙でも高値となる。

| 基準値 | **0.3mg/dL 以下** |

ここを観察

心疾患の有無を確認。喫煙、外傷の有無、ホルモン補充療法を行っていないかを把握し、血圧の変化、胸部の痛み、嘔吐、呼吸困難などがないかを観察する。

HDLコレステロール➡P.120 等もあわせて行う。

ケアのポイント

● 検査値は変動しやすいので、1回だけの測定で早期の心筋炎症の判定はできない。

\知っておこう!/

CRPとの違い

通常のCRP測定では検出できなかった0.1mg/dL以下の微量なCRPを測定可能。心筋梗塞や高血圧の早期予知、動脈硬化の指標などに利用されている。

単位の読み方【mg/dL】…ミリグラムパーデシリットル

LE細胞
エル・イーさいぼう

LE Cell (Lupus Erythematosus Cell)

全身性エリテマトーデスの原因であるLE因子を検出する。

異常の場合は?

⊕ 陽性の場合

全身性エリテマトーデス(SLE)、シェーグレン症候群、進行性全身性強皮症(PSS)、自己免疫性肝炎、混合性結合組織病(MCTD)が疑われる。

✏ ここを観察

発熱、感染症状、関節痛、筋肉痛、皮膚粘膜症状、レイノー現象の有無を観察する。また、体重の増減やこれまでの治療の経過、ステロイド剤や免疫抑制剤を投与したかなどを把握しておく。

♥ ケアのポイント

- 楽な姿勢で過ごせるよう工夫するとともに、不快感の除去と清潔保持のため、こまめに清拭をする。

- 皮膚症状が悪化しないよう、身体を圧迫するような衣服を避ける。

- 薬剤投与による副作用の観察を十分に行う。

血清補体価（C）
Complement

保

溶血活性の程度を調べる。

異常の場合は?

高

各種感染症、関節リウマチ、リウマチ熱、ベーチェット病、ウェゲナー肉芽腫症、サルコイドーシス、悪性腫瘍などが疑われる。

基準値	CH50 : **30 ～ 45**U/mL
	C3 : **80 ～ 140**mg/dL
	C4 : **11.0 ～ 34.0**mg/dL

低

急性糸球体腎炎、膜性増殖性糸球体腎炎、IgA腎症、肝炎、肝硬変、悪性関節リウマチ、播種性血管内凝固症候群、低補体性血管炎などが疑われる。

ここを観察

発熱や感染症状の有無を把握する。関節症状、皮膚粘膜症状、レイノー現象、神経症状なども見逃さないようにし、体重の変化も観察する。

腎機能➡P.14～、肝機能➡P.132～、抗核抗体➡P.158 等もあわせて行う。

ケアのポイント

● 発熱のある場合は頭や後頭部、胸などを冷やす。

● ステロイド使用中の患者には服薬指導し、副作用の早期発見につとめる。

単位の読み方 [U/mL]…ユニットパーミリリットル／ mg/dL…ミリグラムパーデシリットル

抗DNA抗体

こうディー・エヌ・エーこうたい

Anti-DNA Antibody

保

抗dsDNA抗体は全身性エリテマトーデス（SLE）の診断マーカーとして、抗ssDNA抗体は自己免疫疾患のスクリーニングとして用いる。

異常の場合は？

高

【抗dsDNA抗体】
SLEの頻度が高いが、他の膠原病の可能性もある。

【抗ssDNA抗体】
全身性強皮症（SSc）、シェーグレン症候群、混合性結合組織病（MCTD）、関節リウマチの頻度が高い。

基準値	抗DNA抗体 ： **80**倍未満（PHA法） **6.0**I U/mL 以下（RIA法） 抗dsDNA抗体：**10.0**IU/mL 未満 抗ssDNA抗体：**7.0**U/mL 未満

ここを観察

発熱や感染症の有無を把握する。関節症状、皮膚粘膜症状、レイノー現象、神経症状なども見逃さないようにし、体重の変化も観察する。

腎機能➡P.14～、肝機能➡P.132～、抗核抗体➡P.158 等もあわせて行う。

ケアのポイント

● 発熱のある場合は頭や後頭部、胸などを冷やす。

● 規則正しい生活習慣を心がける。

抗核抗体（ANA）
こうかくこうたい　エー・エヌ・エー

Antinuclear Antibody

膠原病などの自己免疫性疾患があるかどうかを調べる。

異常の場合は？

➕ 陽性の場合

【強陽性】
全身性エリテマトーデス（SLE）、シェーグレン症候群、混合性結合組織病（MCTD）、進行性全身性強皮症（PSS）などが疑われる。

【陽性】
上記の疾患の他に、慢性甲状腺炎（橋本病）、関節リウマチ、皮膚筋炎、多発性筋炎、重症筋無力症、自己免疫性肝炎、原発性胆汁性胆管炎などが疑われる。

【弱陽性】
上記の疾患の他に、悪性腫瘍、感染症などが疑われるが、健康な人が陽性を示すケースもある。

✏️ ここを観察

発熱、関節痛、筋肉痛、皮膚変化の有無とその程度・部位を確認するとともに、発現時期と持続状況を把握しておく。使用薬剤の量と使用期間も確認する。

白血球数➡P.58、CRP➡P.152、免疫グロブリン➡P.160 等もあわせて行う。

❤️ ケアのポイント

● 患者の不安や苦痛にできる限りの配慮をし、心身の安静を保てるような環境を作る。

抗アセチルコリンレセプター抗体 保

Anti-Acetylcoline Receptor-Antibody

重症筋無力症の鑑別診断に活用される。

異常の場合は？

重症筋無力症の疑いがある。ただし、陰性の結果で重症筋無力症の疑いを完全に否定することはできない。

基準値	**0.3**nmol/L 以下

✏ ここを観察

眼瞼下垂や複視などがないか眼の症状を観察。筋肉の状態に気を配り、筋力低下はないか、外眼筋や四肢筋の疲労はないか確認する。呼吸困難や嚥下障害がないかも確かめる。

筋電図➡P.288 等もあわせて行う。

♥ ケアのポイント

【重症筋無力症の場合】

● 陽性で症状が強い場合は、救命処置が必要なケースも考えられる。万が一のことも考えておく。

● 栄養と十分な睡眠をとれる生活環境を整える。

● 疲労や不眠など、常に症状の把握を心がける。

● 急性期や増悪期には経管栄養法を用い、回復期や軽症のケースでは、消化の容易な食事などで工夫する。

● 生活行動が制限されやすく、長期療法になりがちなので、十分な精神的ケアを心がける。

単位の読み方 【nmol/L】…ナノモルパーリットル

免疫グロブリン

<ruby>免疫<rt>めんえき</rt></ruby>グロブリン 保

(IgG・IgA・IgM・IgD・IgE)
アイ・ジー・ジー アイ・ジー・エー アイ・ジー・エム アイ・ジー・ディー アイ・ジー・イー

Immunoglobulin

感染症、腫瘍、アレルギー性疾患などの診断や経過を調べる。

異常の場合は?

異常の場合に考えられる原因は以下のとおり。

IgG 免疫抗体のほとんどを占めている	
高値の場合	低値の場合
慢性肝障害、自己免疫性疾患、悪性腫瘍、炎症、慢性感染症、IgG型多発性骨髄腫、本態性Mたんぱく血症(IgG型)などが疑われる。	低γ-グロブリン血症、原発性免疫不全症、ブルトン病、ネフローゼ症候群、多発性骨髄腫(IgG型以外)、AIDS、成人T細胞白血病などが疑われる。

IgA 分泌液中に多量に含まれ粘膜面の免疫に関与	
高値の場合	低値の場合
慢性肝障害、自己免疫性疾患、悪性腫瘍、IgA腎症、慢性感染症、IgA型多発性骨髄腫、本態性Mたんぱく血症(IgA型)などが疑われる。	IgA単独欠損症、原発性免疫不全症、ブルトン病、ネフローゼ症候群、悪性リンパ腫、多発性骨髄腫(IgA型以外)などが疑われる。

IgM 感染症初期に出現する抗体	
高値の場合	低値の場合
マクログロブリン血症、原発性胆汁性胆管炎、感染症、自己免疫性疾患、本態性Mたんぱく血症(IgM型)などが疑われる。	複合免疫不全症、原発性免疫不全症、ブルトン病などが疑われる。

IgD	血清中にわずかに存在
高値の場合	**低値の場合**
慢性感染症、IgD型多発性骨髄腫、結核、ハンセン病などが疑われる。	免疫不全症、多発性骨髄腫（IgD型以外）などが疑われる。

IgE	血清中にごくわずかにしか存在しない。アレルギー疾患に関与
高値の場合	**低値の場合**
気管支喘息、アトピー性皮膚炎、アレルギー性鼻炎、寄生虫疾患、IgE型多発性骨髄腫、肝疾患、花粉症、ホジキン病などが疑われる。	多発性骨髄腫（IgE型以外）、サルコイドーシス、原発性免疫不全症、続発性免疫不全症などが疑われる。

ここを観察

免疫グロブリン検査は、スクリーニング的に行われる「たんぱく分画検査」で、血漿たんぱく異常が疑われたときなどに行われる検査。感染症やアレルギー疾患の症状がみられるか、発熱や倦怠感があるかを観察するとともに、血清総たんぱく、A/G比、膠質反応、血沈値、リウマチ因子、パイログロブリン、クリオグロブリンなどの検査結果もあわせて確認する。

血清たんぱく分画➡**P.80**、膠質反応➡**P.104**等もあわせて行う。

ケアのポイント

● 常に患者の全身状態を観察し、異常の早期発見を心がける。

● 手洗いや消毒剤、マスク使用などで感染予防をはかる。

アレルゲン特異IgE抗体
Allergen Specific IgE Antibody

保

Ⅰ型アレルギー疾患の原因となるアレルゲンを特定する。

異常の場合は?

⊕ 陽性の場合

アレルゲンに接すると、気管支喘息、花粉症、アレルギー性鼻炎、蕁麻疹、アトピー性皮膚炎、胃腸アレルギー、アレルギー性結膜炎、寄生虫症などのアレルギー疾患を引き起こす可能性がある。

✐ ここを観察

咳、鼻水、喉の痛み、目のかゆみや充血、皮膚の状態、喘息など、出ているアレルギー反応の種類を観察する。同時に、問診からアレルゲンとなっている物質を推定する。

血清たんぱく分画➡P.80、膠質反応➡P.104 等もあわせて行う。

♥ ケアのポイント

● アレルゲンをできる限り排除する。

● たばこは症状を悪化させるので、禁煙する。

● 1日3回のバランスのとれた食事、十分な睡眠など、規則正しい生活を送る。

● ストレスを適度に発散させるように心がける。

RA
アール・エー

保

Rheumatoid Arthritis

関節リウマチの診断に用いられる。

異常の場合は?

⊕ 陽性の場合

慢性関節リウマチ、全身性エリテマトーデス、シェーグレン症候群、強皮症、変形性脊椎症、細菌性心内膜炎、肝疾患（肝硬変、慢性肝炎など）が疑われる。

【関節リウマチの診断】

関節リウマチの診断は、2010年に発表されたACR（アメリカリウマチ学会）／EULAR（欧州リウマチ学会）新分類基準に基づいて行われる。

ここを観察

関節炎の有無を確認。手指や足趾、手首の関節に腫れや痛み、こわばり、変形がないか、また症状に左右対称性があるかを把握して、倦怠感、発熱、疼痛の有無を観察する。

抗CCP抗体➡P.166、関節液➡P.44、抗核抗体➡P.158 等もあわせて行う。

ケアのポイント

● 疼痛時には保温につとめる。

● 寒冷や湿気にさらされないよう気を配る。

● 精神面からも援助するよう心がける。

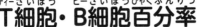

T細胞・B細胞百分率

<ruby>T<rt>ティー</rt></ruby><ruby>細胞<rt>さいぼう</rt></ruby>・<ruby>B<rt>ビー</rt></ruby><ruby>細胞<rt>さいぼう</rt></ruby><ruby>百分率<rt>ひゃくぶんりつ</rt></ruby>

T-lymphocyte/B-lymphocyte ratio

保

免疫関連の疾患の診断に用いる。

異常の場合は?

高

T細胞の増加では、伝染性単核球症、T細胞白血病、百日咳が疑われる。

B細胞の増加では、B細胞白血病、胸腺無形成症、反応性高γ-グロブリン血症、百日咳が疑われる。免疫抑制剤による治療でも高値を示す。

| 基準値 | T細胞: **54.3 〜 81.9**% |
| | B細胞: **2.9 〜 20.1**% |

T細胞の減少では、ウイルス感染、全身性エリテマトーデス、白血病、リンパ腫、エイズ、先天性免疫不全症候群が疑われる。

B細胞の減少では、重症複合免疫不全症、低γ-グロブリン血症などが疑われ、抗CD20抗体を用いたB細胞除去治療時にも低値を示す。

低

ここを観察

発熱、感染症状、関節痛、筋肉痛、皮膚粘膜症状などを観察。肝・脾腫による腹部圧迫症状、食欲不振や下痢などの消化器症状、後背部痛があるかなども確認する。

免疫グロブリン➡P.160、成人T細胞白血病ウイルス➡P.180 等もあわせて行う。

ケアのポイント

● 皮膚や粘膜の清潔を保ち、感染の予防を心がける。

単位の読み方 【%】…パーセント

血清・尿 α₁-マイクログロブリン（α₁-MG） 保

けっせい　にょうアルファワン　　　　　　　　　　　アルファワン エム・ジー

α₁-Microglobulin

腎糸球体、尿細管機能障害の判断指標として用いる。

異常の場合は？

高
間質性腎炎、急性・慢性糸球体腎炎、ネフローゼ症候群、IgA型多発性骨髄腫が疑われる。尿中の値のみの上昇では腎糸球体障害、尿細管障害が考えられる。

基準値	【血清】	男性：**12.5～25.5**mg/L
		女性：**11.0～19.0**mg/L
	【尿】	男性：**1.0～5.54**mg/L
		女性：**0.5～9.5**mg/L

低
特に尿中の値の低下では、肝硬変、劇症肝炎などの肝疾患による産生低下が疑われる。

ここを観察

水分の摂取と排泄のバランスがとれているか、排尿回数、尿意、残尿感の増減を把握する。また、貧血の有無も確かめる。

各種尿検査➡P.14～32、血中尿素窒素➡P.82 等もあわせて行う。

ケアのポイント

● 水分の摂取量と排泄量のバランスを保つように指導する。

● 食事は塩分、水分の制限、低たんぱくを心がける。

● 腎臓の機能が低下しているときには、特に安静にさせる。

抗CCP抗体
（抗環状シトルリン化ペプチド抗体）
Anti-cyclic (Citrullinated Peptide Antibody)

保

関節リウマチ診断の指標となる。

異常の場合は？

関節リウマチが疑われる。間質性肺炎を併発している場合は、より高値となる。

基準値	**5.0**U/mL 以下

ここを観察

関節炎の有無を確認。手指や足趾、手首の関節に腫れや痛み、こわばり、変形がないか、また症状に左右対称性があるかを把握して、倦怠感、発熱、疼痛の有無を観察する。

RA➡P.163、関節液➡P.44、抗核抗体➡P.158 等もあわせて行う。

ケアのポイント

● 疼痛時には保温につとめる。

● 寒冷や湿気にさらされないよう気を配る。

● 精神面からも援助するよう心がける。

リウマトイド因子(RF)定量

保

Rheumatoid Factor

関節リウマチの診断において重要な指標となる。

異常の場合は？

高
【低値陽性】15〜45IU/mL
【高値陽性】45IU/mL 以上
関節リウマチ、シェーグレン症候群、混合性結合組織病、全身性エリトマトーデスなどが疑われる。

基準値	**15**U/mL 以下

ここを観察

関節の腫れ、疼痛の有無を確認。関節リウマチでは、左右対称に複数の関節に症状が出やすい。皮下結節や貧血、眼や血管、肺の炎症などにも注意する。

赤血球沈降速度➡P.50、CRP➡P.152、抗CCP抗体➡P.166、MMP-3➡P.168 等もあわせて行う。

ケアのポイント

● 検査値が高い（もしくは陽性）の場合でも、必ずしも関節リウマチとは限らないことを伝える。

● 健常高齢者、中性脂肪(TG)高値、クリオグロブリン血症などの場合も値が高くなることがある。

単位の読み方 【IU/mL】…アイユーパーミリリットル

エム・エム・ピースリー
MMP-3
（マトリックスメタロプロテアーゼ-3）
スリー
Matrix Metalloproteinase-3

関節リウマチの病態を知る。

異常の場合は？

高　関節リウマチ、悪性関節リウマチが疑われる。全身性エリテマトーデス、シェーグレン症候群、混合性結合組織病（MCTD）、強皮症も考えられる。

基準値	男性：**36.9** ～ **121**ng/mL
	女性：**17.3** ～ **59.7**ng/mL

✏️ ここを観察

関節の腫れ、こわばり、痛みの有無を確認。アレルギーや感染症などの合併症がないかを観察する。

赤血球沈降速度➡P.50、CRP➡P.152、抗核抗体➡P.158 等もあわせて行う。

♥ ケアのポイント

- 患者とその家族に関節リウマチの性質と治療法について説明し、理解を得る。

- 薬物療法には、基本的に抗炎症薬と抗リウマチ薬を使用する。その際に生じる、胃腸障害、肝・腎障害に注意する。

抗ミトコンドリア抗体（AMA）

こう こうたい エー・エム・エー

保

Anti-Mitochondrial Antibody

原発性胆汁性胆管炎（PBC）の診断マーカーとして利用される。

異常の場合は？

高 陽性の場合は85％以上の確率で、原発性胆汁性胆管炎（PBC）が疑われる。肝臓疾患としては、慢性肝炎、自己免疫性肝炎、薬剤性肝障害も考えられる。その他、膠原病、クレスト症候群、心筋症などの可能性もある。

基準値	**20倍未満**

ここを観察

黄疸が出ていないか、皮膚にかゆみがないかを観察する。消化器症状と排便の状態、食事の摂取状況と尿量も把握する。

γ-GTP➡P.136、アルカリホスファターゼ➡P.134、LAP➡P.142、免疫グロブリン➡P.160 等もあわせて行う。

ケアのポイント

【原発性胆汁性胆管炎の場合】

● 爪の手入れをして、かき傷を防止する。

● 清潔を心がけ、皮膚の保護に留意する。

● 柔らかい歯ブラシを使用するなど、粘膜保護にも気を配る。

● 高カロリー、高たんぱく、高ビタミンを基本とした食事指導を心がける。

ＴＳＨレセプター抗体
（ティー・エス・エイチ こうたい）

（ＴＲＡｂ、ＴＳＡｂ）
（ティー・アール・エー・ビー　　ティー・エス・エー・ビー）

Anti-TSH Receptor-Antibody

保

バセドウ病の鑑別診断に活用される。

異常の場合は?

高 バセドウ病の疑いがある。検査値が高値でも甲状腺機能の低下が認められない場合は、特発性粘液水腫が考えられる。

| 基準値 | TRAb: **2.0**IU/L 未満 |
| | TSAb: **120**% 以下 |

ここを観察

眼球突出がないか、汗が多くないか、手指や眼瞼（がんけん）にふるえがないかを観察。頻脈、心悸亢進（しんき）、発熱、食欲亢進がないか確認し、睡眠状態も把握する。患者の体重変化にも注意が必要。

アルカリホスファターゼ➡P.134、甲状腺刺激ホルモン➡P.192、FT₃／FT₄➡P.194、超音波➡P.292 等もあわせて行う。

ケアのポイント

【バセドウ病の場合】

● 高カロリー、高たんぱく、高ビタミンを基本としたヨード制限食で、食事指導を行う。

● 水分補給を十分に行う。

● 部屋の気温や湿度に気を配り、体温調整がしやすい生活環境を整える。

単位の読み方 【IU/L】…アイユーパーリットル／ %…パーセント

抗甲状腺ペルオキシダーゼ 抗体(抗TPO抗体)

Antithyroid peroxidase Antibody

保

主に慢性甲状腺炎(橋本病)、バセドウ病といった甲状腺疾患の判断に、他の検査、臨床症状と組み合わせて利用される。

異常の場合は?

高度な異常値の場合、慢性甲状腺炎(橋本病)、バセドウ病が疑われる。低度の場合は、甲状腺悪性リンパ腫、無痛性甲状腺炎、原発性粘液水腫などが疑われる。

基準値	**16.0**IU/mL 未満

ここを観察

眼球の状態、むくみの有無、不整脈、動悸、息切れが起きていないかなどを観察する。疲労感がないか、暑さ寒さの感じ方はどうか、気力の低下はないかを確認する。

TSHレセプター抗体➡P.170、甲状腺刺激ホルモン➡P.192、FT$_3$／FT$_4$➡P.194 等もあわせて行う。

ケアのポイント

● 動悸、息切れ、頻脈、発熱、発汗、体重減少など、症状を把握し変化を見逃さない。

● 高カロリー、高たんぱく、高ビタミンを基本とした食事指導を行う。

 検査値の性差 ➡ 女性の10%以上が正常範囲を上回る

単位の読み方 【IU/mL】…アイユーパーミリリットル

抗ストレプトリジン-O（ASO）
Anti-Streptolysin O

A群 β 溶血性連鎖球菌（A群溶連菌）に感染したかどうかを調べる。

異常の場合は？

 猩紅熱、急性糸球体腎炎、リウマチ熱、血管性紫斑病、扁桃炎など、A群溶連菌感染症が疑われる。

基準値	成人 **240**IU/mL 以下

ここを観察

発熱、動悸、頻脈、咽頭・扁桃の炎症、浮腫、関節痛があるかどうかを把握すると同時に、血圧や尿量・尿色の変化に注意する。また、副腎皮質ステロイド剤、免疫抑制剤、抗生剤を使用中か否かを確認するとともに、溶連菌感染症の既往症があるかどうかを確かめておく。

CRP➡P.152、免疫グロブリン➡P.160 等もあわせて行う。

ケアのポイント

- 感染症の症状が強く出ているときは、心臓への負担を軽減するために安静を保つ。

- 二次感染を予防するため、口唇、鼻腔、眼瞼の清潔を保つ。

単位の読み方【IU/mL】…アイユーパーミリリットル

マイコプラズマ抗体価／寒冷凝集反応

Mycoplasma Pneumoniae/Cold Agglutination

両検査の結果から、マイコプラズマ肺炎感染の有無を確認する。

異常の場合は?

高

マイコプラズマ肺炎、伝染性単核球症、悪性リンパ腫、後天性溶血性貧血、サイトメガロウイルス感染症、肝硬変、梅毒、ムンプスなどが疑われる。

基準値	マイコプラズマ肺炎の感染が疑われる。
	マイコプラズマ抗体価：**40**倍未満(PA法)
	：**4**倍未満(CF法)
	寒冷凝集反応 ：**64**倍未満

✎ ここを観察

悪寒、発熱に注意。同時に咳、痰、胸痛、倦怠感の有無と程度を把握する。家族や学校、職場など、身近に感染者がいないかも確認しておく。

CRP➡P.152 等もあわせて行う。

♥ ケアのポイント

● 室内環境に気をつける。室温は適温とし、部屋の空気が乾燥しないよう、湿度にも注意する。

抗赤血球抗体(抗グロブリン試験) 保

こうせっけっきゅうこうたい こう しけん

Anti Globulin Test

血液中の不完全抗赤血球抗体の存在を調べる。

異常の場合は?

⊕ 陽性の場合

【直接、間接ともに陽性の場合】
自己免疫性溶血性貧血、発作性寒冷血色素尿症、続発性溶血性貧血、寒冷凝集素症が疑われる。

【直接クームス試験のみ陽性の場合】
新生児溶血性疾患、自己免疫性汎血球減少症、不適合輸血直後あるいは遅発性輸血副作用が疑われる。

【間接クームス試験のみ陽性の場合】
血液型不適合妊娠、血液型不適合輸血が疑われる。

✏ ここを観察

輸血歴、妊娠、服用薬の有無を確認する。同時に、倦怠感、動悸、息切れ、黄疸、発熱がないかに注意して様子をみる。

ヘモグロビン量➡**P.49**、血清ビリルビン➡**P.96** 等もあわせて行う。

♥ ケアのポイント

- 病状を把握し、変化を見逃さないよう気をつける。

- 食事指導や、ストレスをためずに十分な睡眠を確保するなど、心身の安静を保てるよう注意する。

血液型検査 保

けつえきがたけんさ

Blood Group Test

輸血時の事故防止のため、提供者と患者の血液が適合
するかを調べる。

異常の場合は?

通常、血液型の検査はABO式とRh式の2つをセットで行う。

ABO式判定

おもて検査とうら検査が一致することで判定される

	おもて検査（赤血球）		うら検査（血清）	
血液型	抗A	抗B	A血球	B血球
A型	+	−	−	+
B型	−	+	+	−
O型	−	−	+	+
AB型	+	+	−	−

Rh式判定

赤血球中にRh(D)抗原を持つ場合　→　Rh＋　（Rh陽性）

赤血球中にRh(D)抗原を持たない場合　→　Rh−　（Rh陰性）

ここを観察

- 輸血の必要性、種類、方法について医師から説明があったか、
  患者または家族に確認し、輸血同意書をとる。

- 医師とともに交差試験用紙の照合を行う。このとき、血液型、
  氏名、血液番号、有効期限を声に出して読み合わせる。

梅毒血清
ばいどくけっせい

Treponema Pallidum

梅毒への感染と病状、治療効果を調べる。

異常の場合は?

⊕ 陽性の場合

- 梅毒以外の疾患では膠原病、抗リン脂質抗体症候群などがある。
- 梅毒の場合は、陽性の程度で次のように判定される。

STS	TPHA	判定
＋	＋	**梅毒**あるいは**偽陽性**
＋	－	**梅毒の感染初期**あるいは**偽陽性**
－	＋	**梅毒の治療後**あるいは**感染して長期経過した状態**
－	－	**非感染**と考えられるが、**梅毒の感染直後**や反応陽性化前に治療された梅毒の可能性もある

ここを観察

陰部のしこり、リンパ節の腫脹、皮膚の病変を確認すると同時に、微熱や全身倦怠感、発疹、膿疹の有無を把握する。治療歴やペニシリンアレルギーの有無も確認する。

CRP➡P.152、抗核抗体➡P.158 骨等もあわせて行う。

ケアのポイント

- 適切に治療を行えば治癒が可能な病気であることを説明し、途中で治療を放棄・中断させないよう導いていく。

交差適合試験（クロスマッチ）　保

こう さ てきごう し けん

Cross Match Test

輸血による副作用を事前に防ぐために行う。

検査結果が不一致の場合は？

患者の血液型の間違い、検体の取り違え、患者血中に不規則抗体が産生されている、治療時に抗血清製剤が使用された、などが考えられる。

ここを観察

主試験、副試験の結果をみて、ともに凝集および溶血がみられなかったもののみが輸血に使用される。

患者に対しては、既往症、輸血歴、妊娠歴を確認する。

血液型検査➡P.175 等もあわせて行う。

ケアのポイント

● 患者氏名、血液型、輸血パックのLOT番号などの確認はベッドサイドで行い、検体の取り違えがないよう厳重に注意する。

● 輸血歴のある患者は、輸血によって血中に新たな抗体が産生されていることも考慮に入れる。

知っておこう！

交差適合試験の主試験と副試験

主試験	患者の血清と供血者の血球の反応をみる
副試験	患者の血球と供血者の血漿との溶血・凝集反応をみる

ヒト免疫不全ウイルス(HIV)

エイチ・アイ・ブイ

めんえき ふ ぜん

保

Human Immunodeficiency Virus

後天性免疫不全症候群(AIDS)の原因となる、HIVに感染しているかどうかを調べる。

異常の場合は?

⊕ 陽性の場合

HIVキャリアか、AIDS感染が疑われる。偽陽性の場合は、自己免疫疾患などの非特異的反応が疑われる。

<HIV検査の流れ>

スクリーニング検査	①ゼラチン粒子凝集法(PA法) ②酵素抗体法(EIA法)

陽性　　　　　　　　　　陰性(HIVに感染していない)

確認検査	①ウェスタンブロット法(WB法) ②間接蛍光抗体法(IFA法)

陽性(HIVに感染している)　　陰性(HIVに感染していない)

✐ ここを観察

発熱、原因不明の体重減少、倦怠感、寝汗、持続的な下痢、口内炎、咽頭炎など、感染を示す症状や兆候がないか注意して観察する。また、原因となりうる性的行為の有無、母子感染の可能性、輸血製剤使用の有無を確認し、医療従事者などでは針刺

し事故の有無などを確認する。

AST ／ ALT➡P.132、乳酸脱水素酵素➡P.138、CRP➡P.152 等もあわせて行う。

● ケアのポイント

● バイタルサインや意識状態、便、尿といった全身状態を観察する。

● 日和見感染による症状やその兆候に注意する。

● 感染予防のために、次のことに注意する。
  ・血液、膣分泌液、精液、母乳、羊水、尿などの付着物の処理を適切に行う。
  ・汚染器具は適切な方法で滅菌・消毒する。
  ・汚染の激しいものは焼却する。

● 高カロリー、高たんぱくの食事を少量ずつ、回数を多く提供する。

● 清拭や陰部ケア、爪の手入れ、口腔ケアなどで身体の清潔を保持する。

● 患者や家族に対し、精神面での支援を行う。

\ 知っておこう！ /

ヒト免疫不全ウイルス（HIV）とは？

後天性免疫不全症候群（エイズ＝AIDS）を引き起こすウイルスのこと。HIVは、血液や体液を介して感染し、感染後4～8週間で抗体を産生する。一度感染すると終生キャリアとなるため、体内にウイルスと抗体が共存するようになり、抗体陽性とウイルス陽性をともに示す。

成人 T 細胞白血病ウイルス (HTLV-1)

せいじん ティー さいぼうはっけつびょう

エイチ・ティー・エル・ブイ ワン

保

Human T-cell Leukemia Virus Type-1

成人T細胞白血病の原因となる、HTLV-1ウイルスに感染しているかどうかを調べる。

異常の場合は?

➕ 陽性の場合

成人T細胞白血病(ATL)、T細胞型悪性リンパ腫、HTLV-1キャリア、HTLV-1関連緩徐進行性対称性ミエロパチー(HAM)などが疑われる。血液像、骨髄像、リンパ球表面マーカー(CD3、CD4、CD25、HLA-DRなど)の検査を実施し、臨床症状を把握する。

<成人T細胞白血病ウイルス(HTLV-1)検査の流れ>

| スクリーニング検査 | ①ゼラチン粒子凝集法(PA法)
②酵素免疫法(EIA法) |

↓ 陽性　　　　　　　↓ 陰性(HTLV-1に感染していない)

| 確認検査 | ①ウェスタンブロット法(WB法)
②間接蛍光抗体法(IFA法) |

↓ 陽性(HTLV-1に感染している)　　　　　　　↓ 陰性(HTLV-1に感染していない)

ここを観察

発疹や疱疹などの皮膚症状、肝・脾腫による腹部圧迫症状、食欲不振や下痢などの消化器症状、腰背部痛などがあるかどうかを確認し、症状の変化を観察する。同時に、既往症、輸血歴の有無、母子感染の可能性、家族に感染者がいるかどうかも把握しておく。

AST／ALT➡P.132、乳酸脱水素酵素➡P.138、CRP➡P.152 等もあわせて行う。

ケアのポイント

● 病床の環境を整え、安楽な体位がとれるよう工夫する。苦痛を軽減して安静に過ごせるよう日常生活を支援する。

● 患者や家族の精神面を支援する。

● 妊婦の場合、母乳による母子感染を防ぐための指導を行う。

● 肌ざわりがよく、汗を吸い取りやすい素材の衣類や寝具を調整して、皮膚を刺激から保護する。

● 抗体が陽性でも症状が出ていない場合には、定期的に経過を観察する。

＼知っておこう！／

成人T細胞白血病ウイルスとは？

T細胞に親和性のあるレトロウイルスで、主にCD4細胞に特異的に感染し、最終的に腫瘍化、白血病化する。

輸血による感染やパートナー間の水平感染、母子感染がよく知られているが、一度感染してしまうと終生キャリアとなるために体内にウイルスと抗体とが共存する形となり、抗体陽性、ウイルス陽性を示す。

A型肝炎ウイルス（HAV）

エイチ・エー・ブイ

保

Hepatitis A Virus

A型肝炎に感染したかどうかを調べる。

異常の場合は？

⊕ 陽性の場合

検査は一般的にHA抗体とIgM型HA抗体の測定を同時に行う。

HA抗体 HAVの感染の 既往を示す	IgM-HA抗体 現在HAVに感染して いることを示す	判定
＋（陽性）	＋（陽性）	現在、急性A型肝炎に感染している
＋（陽性）	－（陰性）	A型肝炎に感染したことがある。現在は免疫状態である

✎ ここを観察

発症前約1カ月に海外旅行をしたか、生の魚介類を食べたかなどを確認する。食欲不振、吐き気、嘔吐はないか、倦怠感はないかなどを聞きとると同時に、黄疸は出ていないかも観察する。

AST／ALT➡P.132、乳酸脱水素酵素➡P.138、CRP➡P.152 等もあわせて行う。

ケアのポイント

- 急性A型肝炎では、肝臓への血流を保持するため、食後1〜2時間は安静臥床するよう指導する。

- 肝機能が正常化するまでは、食事、洗面、排泄以外は安静を保てるよう、生活面で援助する。

- 消化器症状が強いときは、炭水化物を中心とした食事を少量ずつとり、回復してきたら高カロリー、高たんぱくで栄養バランスのよい食事をとるよう指導を行う。

- 禁酒、禁煙を指導する。

- 二次感染予防のために、便の処理に注意する。

知っておこう！

A型肝炎抗体（HA抗体）

急性A型肝炎の確定診断には、HA抗体の中のIgM型HA抗体が用いられるが、HA抗体は、IgM型のみではなく、IgG型、IgA型も存在している。

A型肝炎を発症すると、発症後4週目ぐらいからIgG型HA抗体が検出されるようになり、3〜6カ月をピークとして徐々に低下していくものの、終生持続する。そのため、IgG型HA抗体はHAVの既往感染のマーカーにもなる。

知っておこう！

A型肝炎で考えられる合併症

A型肝炎と併発しやすい合併症としては、急性腎不全、髄膜炎、膵炎、再生不良性貧血や赤芽球癆などの造血器障害、心筋障害などが考えられる。

B型肝炎ウイルス（HBV）

Hepatitis B Virus

B型肝炎に感染したかどうかを調べる。

異常の場合は？

⊕ 陽性の場合

HBs抗原		HBVに感染している
HBs抗体		過去のHBV感染、あるいはワクチン接種により防御抗体がある
HBc抗体	低抗体価	過去のHBV感染
	高抗体価	HBV感染の持続状態
IgM-HBc抗体	低抗体価	急性B型肝炎の回復期、あるいは慢性B型肝炎の急性増悪期
	高抗体価	急性B型肝炎発症期
HBe抗原		血中HBV量が多く感染力が強い状態で、ウイルスの体内増殖がある
HBe抗体		HBVの活動が弱まり感染力低下の状態
HBV-DNA		血中HBV量、HBV増殖の指標
HBV関連DNAポリメラーゼ		HBVの複製・増殖に必要とされる酵素で、HBVと相関して活性する

✎ ここを観察

全身の倦怠感、食欲不振、吐き気の有無を確認。同時に黄疸がみられないか観察する。性交での感染も考えられるため、パートナーに症状が出ていなくても検査を受けるようすすめる。感染

すれば、急性肝炎を発症するだけに留まらず、慢性肝炎、肝硬変、肝がんへ移行することも少なくないので、それらが疑われる症状の変化には敏感でなければならない。

AST／ALT➡P.132、γ-GTP➡P.136、超音波➡P.292 等もあわせて行う。

♥ ケアのポイント

● 検体、注射針、血液の付着物の取り扱いに注意して二次感染を予防する。

● 急性B型肝炎の場合、高たんぱく、高カロリーでバランスのとれた食事をとるよう指導する。

● 禁酒、禁煙を指導する。

● 劇症化することもあるため、頻回に訪問して変化をみる。

＼知っておこう！／

B型肝炎検査での注意点	
HBs抗原	HBV劇症肝炎の場合は、高感度の検査でも陰性を示すことがある。
HBs抗体	感染者でも低値陽性を示す場合がある。
HBc抗体	陰性の場合、HBe抗原が陰性ならば肝炎がおさまってきたと考えられるが、HBVが肝細胞内に残っている可能性もある。
HBe抗原	陰性で肝炎が認められる場合は、HBV-DNA検査を行う。
HBV-DNA定性	陽性を示さない場合も、感染の可能性は残る。

C型肝炎ウイルス(HCV) 保

Hepatitis C Virus

C型肝炎に感染したかどうかを調べる。

異常の場合は？

⊕ 陽性の場合

【HCV抗体】
過去あるいは現在においてHCVに感染している。

【HCVコア抗体】
HCVに感染し、増殖している。HCVウイルス血症の有無と密接に関連する。

【HCV-RNA】
定性では現在HCVに感染していることがわかる。定量ではHCVの量がわかり、増殖の状態を把握できる。

【HCVコア抗原】
血中のHCV量がわかる。HCV - RNA定量とともにHCV増殖のマーカーとなる。

基準値	
	HCV抗体　　　：陰性(1.0 未満)
	HCVコア抗体 ：陰性(1.0 未満)
	HCV-RNA定量：陰性(検出せず)
	HCVコア抗原 ：3.0fmol/L 未満

ここを観察

輸血や注射針の使いまわしなど、血液感染の疑いのある医療行為を受けたことがあるかを聞き出す。症状としては黄疸がみら

単位の読み方【fmol/L】…エフモルパーリットル

れないか、倦怠感、吐き気、悪心・嘔吐があるか、食欲不振になっていないかなどを確認し、持続感染者であるかどうかも判断する。

AST／ALT➡**P.132**、γ-GTP➡**P.136**、超音波➡**P.292**等もあわせて行う。

❤ ケアのポイント

- 特に傷がある場合は、検体、注射針、血液の付着物、便の取り扱いに注意して二次感染を予防する。
- 食事は、高たんぱく、高カロリーの摂取を指導する。
- 喫煙患者には禁煙を指導する。
- C型肝炎は慢性化することが多く、20〜30年もの長期にわたり徐々に進行して肝硬変や肝がんに移行することも多いが、インターフェロンなしの経口剤だけで完治が期待できる。

＼知っておこう！／

HCVの群別判定

検査方法には「HCVジェノタイプ」と「HCVセロタイプ」がある。

【ジェノタイプ】

遺伝子タイプ別に分類するやり方で、1a、1b、2a、2b、3aにタイプ分けされる。日本では1bが70％と圧倒的に多く、2aが約20％、2bが約5％となっている。2aはインターフェロン療法の有効性が高い。

【セロタイプ】

その遺伝子型により抗原性が異なる特性を利用した、特異抗体（血清型）による分類で、ジェノタイプ1a、1bがセロタイプ1型に、ジェノタイプ2a、2bがセロタイプ2型に対応する。このうち2型に対するインターフェロン療法の有効率が高い。

エンドトキシン

Endotoxin

細菌感染(特にグラム陰性菌)による敗血症かどうかを調べる。

異常の場合は?

高

エンドトキシン血症、グラム陰性菌感染症が考えられる。

基準値	**1.0**pg/mL 以下

ここを観察

病状が急変することを念頭に置き、経時的にバイタルサイン、意識レベルの変化、血糖値、尿量などを注意深く観察する。カテーテルが挿入されている場合は、挿入部の発赤や排液の性状も観察する。

白血球数➡P.58、CRP➡P.152、血糖➡P.90 等もあわせて行う。

ケアのポイント

● 十分な睡眠と規則正しい生活習慣を指導する。

● できるだけ安楽な状態を保てるよう、環境整備や保清を援助する。

抗原特異的血清IgE抗体測定 ^保

こうげんとくいてきけっせいアイ・ジー・イーこうたいそくてい

Antigen Specific IgE

アレルギー疾患のアレルゲンの検索に用いる。

異常の場合は?

⊕ 陽性の場合

アレルゲンに接したときに気管支喘息、花粉症、アレルギー性鼻炎、アトピー性皮膚炎、胃腸アレルギー、アレルギー性結膜炎、寄生虫症などのアレルギー疾患を引き起こす可能性が高い。

基準値	陰性

ここを観察

咳、鼻水、喉の痛み、目のかゆみや充血、皮膚の発疹、喘息など、発現しているアレルギー反応の種類をよく観察し、問診なども含めてアレルゲンとなっている物質を推定する。

白血球像➡P.56、乳酸脱水素酵素➡P.138 等もあわせて行う。

ケアのポイント

● アレルゲンをできるだけ取り除く。

● 喫煙患者には禁煙を指導する。

● 1日3回のバランスのとれた食事、十分な睡眠など規則正しい生活をさせて、ストレスの軽減につとめる。

クームス試験

Coombs Test

溶血の正常異常を判断する。

異常の場合は?

⊕ 陽性の場合

自己免疫性溶血性貧血、膠原病による溶血性貧血、ペニシリンなど薬剤による溶血性貧血などが疑われ、輸血による血液型不適合の可能性も。また、不適合妊娠や不適合輸血で陽性を示すことがあり、抗体が少なく凝集が弱い場合には、偽陰性を示すことがある。

基準値	陰性

ここを観察

貧血症状(動悸、息切れ、めまい、倦怠感、チアノーゼ)、黄疸の有無、悪寒・発熱の有無を確認する。

網赤血球数➡P.54、血清ビリルビン➡P.96、乳酸脱水素酵素➡P.138 等もあわせて行う。

ケアのポイント

● 高エネルギー・高たんぱく食により、栄養状態の維持・改善につとめる。
● ステロイド使用中の患者には服薬指導し、副作用の早期発見につとめる。
● 黄疸による掻痒感には、冷罨法をすすめる。

甲状腺刺激ホルモン（TSH）　保

こうじょうせん し げき

ティー・エス・エイチ

Thyroid Stimulating Hormone

甲状腺機能に異常があるかどうかを調べる。

異常の場合は？

高

慢性甲状腺炎（橋本病）、甲状腺機能低下症（粘液水腫、クレチン病）、TSH産生腫瘍が疑われる。また、甲状腺亜全摘後や、甲状腺刺激ホルモン放出ホルモン（TRH）、抗甲状腺剤、造影剤（ヨード）を使用している場合も高値を示すことがある。

基準値	$0.5 \sim 5.0\mu IU/mL$

低

甲状腺機能亢進症（バセドウ病、プランマー病）、下垂体性・視床下部性甲状腺機能低下症、亜急性甲状腺炎の急性期などが疑われる。また、甲状腺ホルモン剤などの使用、下垂体機能不全などでも低値を示すことがある。

ここを観察

熱の状態（微熱、低体温）、脈の状態（徐脈や頻脈）を観察する。手指のふるえ、下痢・便秘の有無、皮膚の状態を確認し、体重の増減や、ホルモン剤を服用しているかどうかを確かめる。

FT_3／FT_4➡P.194 等もあわせて行う。

単位の読み方【μIU/mL】…マイクロアイユーパーミリリットル

♥ ケアのポイント

● 長期間薬剤を服用するので、必要性を患者に説明し、服用を徹底するとともに、副作用の有無を観察する。

【甲状腺機能亢進の場合】

● 発汗が多いので、清拭や寝衣交換を適宜行い、皮膚を清潔に保つ。

● 水分を十分に補給する。利尿作用のあるコーヒーや紅茶類は避けるよう指導する。

● ADL（日常生活動作）が低下するので、行動や動作を観察して、身のまわりの援助を行うようにする。

● 皮膚、粘膜の保護と保温に配慮する。

甲状腺刺激ホルモンとT₃、T₄間のフィードバック機構

甲状腺ホルモンが低下すると甲状腺刺激ホルモンは増加し、甲状腺ホルモンが増加すると甲状腺刺激ホルモンは低下する。

甲状腺刺激ホルモンは、甲状腺ホルモンの合成や分泌、さらに甲状腺組織の増殖を促す。多くの場合、甲状腺刺激ホルモンの低下は甲状腺機能亢進を意味しており、甲状腺刺激ホルモンの増加は甲状腺機能低下を意味している。

遊離トリヨードサイロニン（FT₃）／ 遊離サイロキシン（FT₄）

Triiodothyronine,Free/Thyroxine,Free

保

TSHとともに測定し、甲状腺の機能状態を知る。

異常の場合は?

高
甲状腺機能亢進症（バセドウ病、プランマー病）、亜急性甲状腺炎、TSH産生腫瘍、胞状奇胎、T_3中毒症、T_4中毒症などが疑われる。T_3あるいはT_4を投与した場合、エストロゲンなどのホルモン剤を使用した場合も高値となる。

| 基準値 | FT_3： **2.3 〜 4.0pg/mL** |
| | FT_4： **0.9 〜 1.7ng/dL** |

低
原発性甲状腺機能低下症、甲状腺機能低下症（粘液水腫、クレチン病）、慢性甲状腺炎（橋本病）などが疑われる。亜急性甲状腺炎の回復期にも低値となる。FT_3が低値の場合は、低T_3症候群や妊娠後期であることも考えられる。FT_4が低値の場合は、T_3の過剰投与やアルブミン血症も考えられる。

ここを観察

熱の状態（微熱、低体温）、脈の状態（徐脈や頻脈）を観察する。手指のふるえ、下痢、便秘の有無、皮膚の状態を確認し、体重の増減や、ホルモン剤を服用しているかどうかを確かめる。

甲状腺刺激ホルモン➡P.192 等もあわせて行う。

単位の読み方 【pg/mL】…ピコグラムパーミリリットル／【ng/dL】…ナノグラムパーデシリットル

❤ ケアのポイント

- 長期間薬剤を服用するので、必要性を患者に説明し、服用を徹底するとともに、副作用の有無を観察する。

- 甲状腺機能亢進の場合が副作用はでやすい。

【甲状腺機能亢進の場合】

- 発汗が多いので、清拭や寝衣交換を適宜行い、皮膚を清潔に保つ。

- 水分を十分に補給する。利尿作用のあるコーヒーや紅茶類は避けるよう指導する。

【甲状腺機能低下の場合】

- 無気力な状態になりやすいので、生活の支援をしつつ、患者自身も身のまわりのことは可能な範囲で行えるように指導する。

- 頻回に訪室して声をかけ、患者の訴えに耳を傾けると同時に、動作や行動をよく観察して事故を未然に防ぐ。

- 衣類や寝具を調節して保温につとめる。

- 皮膚、粘膜の保護に配慮する。

＼知っておこう！／

甲状腺機能亢進症の症状・合併症

症状	甲状腺腫、眼球突出、頻脈、動悸、息切れ、無月経、下痢、振戦、体重減少、発汗、疲労感など
合併症	心不全、不整脈、甲状腺クリーゼ、高血糖など

副甲状腺ホルモン（PTH）

Parathyroid Hormone

Ca（カルシウム）代謝異常症の診断や識別に用いる。

異常の場合は？

高　副甲状腺腫瘍、高カルシウム血症、尿路結石、汎発性線維性骨炎、慢性腎不全、腎尿細管のPTH受容体の異常、ビタミンD欠乏症の頻度が高い。

基準値	**10 〜 65pg/mL**

低　特発性副甲状腺機能低下症、悪性腫瘍の骨転移、ビタミンD中毒の頻度が高い。

ここを観察

筋肉痛の有無、指のしびれやこわばり感、関節痛や腰背部痛の有無を確認する。倦怠感、疲労感、口渇がないか、さらに尿量、尿性状、尿の回数も観察する。

クレアチニン・クリアランス➡**P.84**、血清カルシウム➡**P.111**、無機リン➡**P.105**、カルシトニン➡**P.197** 等もあわせて行う。

ケアのポイント

- 高カルシウム血症が進行すると、意識障害や急性腎不全を起こす危険性があるので、輸液やループ利尿剤の投与の際などに継続的に観察することを怠らない。

- テタニーを起こしている場合は病態を説明し、不安軽減をはかる。

　単位の読み方【pg/mL】…ピコグラムパーミリリットル

カルシトニン

Calcitonin

保

甲状腺髄様がん、高カルシウム血症などを知る。

異常の場合は？

高 甲状腺髄様がんなどの悪性腫瘍、高カルシウム血症、慢性腎不全などが疑われる。

基準値	男性：**9.52**pg/mL 以下
	女性：**6.40**pg/mL 以下

低 低カルシウム血症、老年性骨粗鬆症などが疑われる。甲状腺全摘により低値になる。

ここを観察

既往歴、家族歴、運動習慣、カルシウム摂取状況も把握しておく。

副甲状腺ホルモン➡**P.196**、血清カルシウム➡**P.111**、CEA➡**P.242** 等もあわせて行う。

ケアのポイント

- 食事の影響を受けるため、採血は早朝空腹時に行う。
- 閉経した女性はカルシトニンの分泌が低下するため、カルシウムを積極的にとるようにする。
- 低値の場合、適度な運動や日光浴を心がけ、骨粗鬆症の予防や改善につとめる。

 検査値の性差 ➡ 男性が高め

 検査値の年齢差 ➡ 加齢とともに低下

成長ホルモン(GH)

せいちょう（ジー・エイチ）

保

Growth Hormone

成長促進や代謝調整に関与するホルモンの分泌状態を調べる。

異常の場合は？

高 下垂体性巨人症、末端巨大症、下垂体腺腫、異所性GH産生腫瘍、神経性食欲不振症、低栄養などが疑われる。

| 基準値 | 男性：**2.47**ng/mL 以下
女性：**0.13 ～ 9.88**ng/mL |

※小児の場合は成人より高く、年齢に応じて細かく基準値が設定されている。

低 下垂体性低身長症、下垂体前葉機能低下症、性腺機能低下症、糖尿病、肥満などが疑われる。

 ここを観察

身長、体重、体型、生育歴、家族歴などを確認。GH過剰症状が疑われるときは、高身長、舌、鼻、手足の肥大や血圧、視力障害などの症状の有無を観察する。一方、GH不足症状が疑われるときは、低身長、永久歯萌出遅延、体脂肪増加などの症状の有無を観察する。

インスリン➡P.202、血糖➡P.90、アルギニン等の負荷試験もあわせて行う。

 ➡ 幼児期、小児期は高値となる

 ➡ 血中GHは変動が激しく、検査時間によって測定値が異なる

単位の読み方 【ng/mL】…ナノグラムパーミリリットル

コルチゾール

保

Cortisol

副腎からの糖質コルチコイドの分泌量を調べて、下垂体や副腎の働きが正常かどうかをみる。

異常の場合は?

高

クッシング病、クッシング症候群が疑われる。異所性ACTH(副腎皮質刺激ホルモン)産生腫瘍、肥満、神経性食欲不振症の可能性も。また、妊娠中やエストロゲン授与中でも値が高くなる。

| 基準値 | **7.07 〜 19.6μg/dL** |

低

下垂体機能低下症(シモンズ病、シーハン症候群)、アジソン病の頻度が高く、ACTH単独欠損症、先天性副腎皮質過形成の可能性も。また、合成副腎皮質ステロイド剤を使用していると値が低くなる。

ここを観察

浮腫の有無、脂肪沈着、筋力の低下、倦怠感、食欲不振、下痢の有無を観察。妊娠中、産褥期、授乳期かどうかも把握する。

腎機能検査➡P.14〜、甲状腺刺激ホルモン➡P.192、副腎皮質刺激ホルモン➡P.200
等もあわせて行う。

ケアのポイント

● ステロイド使用中の患者には服薬指導し、副作用の早期発見につとめる。

副腎皮質刺激ホルモン（ACTH） 保

ふくじん ひ しつ し げき

エー・シー・ティー・エイチ

Adrenocorticotropic Hormone

ステロイドの分泌状態を調べる。

異常の場合は？

高
下垂体腫瘍（ACTH産生下垂体腺腫）、異所性ACTH-CRH産生腫瘍、アジソン病、先天性副腎皮質過形成、ネルソン症候群、神経性食欲不振症などが疑われる。また、アルコールの多飲、うつ病やストレスでも高値を示すことがある。

| 基準値 | **7.2 〜 63.3**pg/mL |

低
下垂体前葉機能低下症（シモンズ病、シーハン症候群）、クッシング症候群、原発性副腎過形成、ACTH単独欠損症、脳腫瘍などによる視床下部障害などが疑われる。また、長期にわたる副腎皮質ステロイドの服用・大量投与により低値を示す場合がある。

ここを観察

顔や頸部、全身のむくみや脂肪沈着、筋力の低下、脱力感・倦怠感、吐き気や下痢、食欲不振など、疾患の症状の有無を観察する。ステロイドなどを使用した治療の有無と経過、期間を把握しておく。

血糖➡**P.90** 等もあわせて行う。

❤️ ケアのポイント

● 検査や治療がストレスになって検査値や症状に影響しないよう、検査方法や病状について十分に説明すると同時に、患者の話にじっくり耳を傾ける時間を持つ。

【アジソン病の場合】

● 起立性低血圧を起こしやすいため、ベッドまわりや廊下の危険物を撤去する。

● 症状の改善と体力の維持のために安静にし、栄養・水分を十分に補給する。

● ステロイド補充療法が必要なので、薬剤の使用方法、緊急時の連絡先や対処方法などについて事前に指導する。

【クッシング症候群の場合】

● 筋力の低下や体形の変化が原因で転倒しやすいので、寝衣や履物は安全なものを選ぶよう指導するとともに、生活環境を整える。

● 爪切りや清拭、入浴による皮膚の保護、口腔や陰部のケアによって清潔を保ち、感染を予防する。

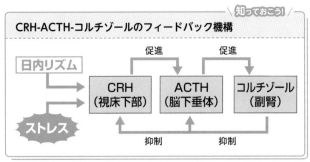

知っておこう！

CRH-ACTH-コルチゾールのフィードバック機構

副腎皮質刺激ホルモン（ACTH）は、視床下部の副腎皮質刺激ホルモン放出因子（CRH）により分泌が促進され、副腎皮質から分泌されるコルチゾールの抑制作用によって調整されている。

インスリン

保

Insulin

主に糖尿病の診断、治療、経過観察の目的で調べる。

異常の場合は?

高
インスリノーマ、インスリン自己免疫症候群、クッシング症候群、先端巨大症、脂肪肝、肝硬変などが疑われる。また、肥満などでも値が高くなることがある。

| 基準値 | 負荷前：**2.2 〜 12.4**μU/mL |

低
Ⅰ型糖尿病、副腎機能不全、下垂体機能不全、膵炎、膵臓がん、褐色細胞腫などが疑われる。また、膵全摘出後にも値が低くなることがある。

✎ ここを観察

喉の渇きや手足のしびれ、冷汗や黄疸の有無を観察し、ステロイド剤、経口避妊薬などを使用していないか確認する。発熱の有無や尿量についても確認を怠らない。診断は、血糖値、血中および尿中C-ペプチド（CPR）などの値と対比して、総合的に判断する。

C-ペプチドは腎臓で主に排泄されるため、腎機能が低下していると、血中C-ペプチドは高値でも尿中C-ペプチドは低値になるということも頭に入れておきたい。

HbA1c➡P.89、血糖➡P.90 等もあわせて行う。

単位の読み方【μU/mL】…マイクロユニットパーミリリットル

ケアのポイント

- 低血糖の発作時にはブドウ糖の与薬を行う。昏睡をきたした場合には、ブドウ糖の他にグルカゴンなども筋注する。また、昏睡時には気道確保につとめる。

- 昏睡状態から意識が回復したら、患者に状態を説明し、安心できるようにする。

- 食事は糖質を控え、高たんぱくで低カロリーのものにするよう指導する。

- 糖質については、単純糖質より複合糖質の方が望ましいことを説明し、特に清涼飲料水などの摂取に注意を促す。

- 安全で手軽な運動として、ウォーキングが推奨される。

- 運動は、空腹時や食後2時間以内には行わないよう指導する。

知っておこう！

C-ペプチド（CPR）とインスリン

膵臓のランゲルハンスβ細胞
プロインスリン
- C-ペプチド
- インスリン

C-ペプチドはインスリンと対になっているホルモンで、分泌刺激によりインスリンと等モルで膵β細胞から血中に放出される。

C-ペプチドの半減期は、インスリンの半減期より長く、肝臓での代謝を受けにくく、腎臓からの排泄量が多い。そこで血中、および尿中のC-ペプチドの値を測定することが可能となっている。このことから、尿中C-ペプチドの1日排泄量を知ることで、インスリンの1日分泌量を推定できる。

C-ペプチド(CPR)

シー シー・ピー・アール

Connecting Peptide Immunoreactivity

膵臓の内分泌機能およびインスリンの分泌状態を調べる。

異常の場合は?

高

インスリノーマ、インスリン自己免疫症候群、インスリン抗体の存在、クッシング症候群、先端巨大症などが疑われる。また、ステロイド剤の投与や、肥満などでも値が高くなることがある。

基準値	負荷前: **0.61 〜 2.09**ng/mL

低

Ⅰ型糖尿病、膵疾患に続発する糖尿病、下垂体機能不全、副腎機能不全などが疑われる。尿中の値のみが低い場合は、腎不全が疑われる。

ここを観察

喉の渇きや手足のしびれ、冷汗や黄疸の有無を観察し、ステロイド剤、経口避妊薬などを使用していないか確認する。診断は、血糖値、インスリン、グルカゴンなどの結果とあわせて総合的に判断する。

血糖➡P.90、HbA1c➡P.89 等もあわせて行う。

ケアのポイント

● 皮膚を傷つけると治りにくく、感染症にもかかりやすいので、爪切りや手洗いを励行し、傷を作らないように注意する。

● 糖尿病を合併しているときは糖質を控え、カロリー制限をするなどの食事指導を行う。

単位の読み方【ng/mL】…ナノグラムパーミリリットル

プロラクチン（PRL）

ピー・アール・エル

Prolactin

保

脳下垂体の機能および不妊検査のひとつとして調べる。

異常の場合は？

高
プロラクチノーマ（プロラクチン産生下垂体腫瘍）、キアリフロンメル症候群、甲状腺機能低下症、腎不全が疑われる。また、エストロゲン、ドーパミン拮抗薬などの服用、妊娠、授乳中にも高値を示すことがある。

基準値	男性: **4.29 〜 13.69**ng/mL
	女性: **4.91 〜 29.32**ng/mL

低
下垂体機能低下症、甲状腺機能亢進症、シーハン症候群が疑われる。ドーパミンの服用でも低値となることがある。

ここを観察

妊娠中、産褥期、授乳期か否かを把握。月経異常はないか、授乳期以外で乳汁の漏出はないか、ED・性欲の低下の有無、視力・視野障害や頭痛はないかを確認する。

腎機能検査➡P.82〜、甲状腺刺激ホルモン➡P.192 等もあわせて行う。

ケアのポイント

●治療法について十分理解してもらい、規則的な服薬を促す。

●女性には基礎体温表をつけてもらい、状態を把握する。

エストロゲン（エストラジオールE$_2$ /エストリオールE$_3$）

保

Estrogen: Estradiol E$_2$/Estriol E$_3$

主に胎児の状態や胎盤の機能を調べる。

異常の場合は？

	エストラジオール(E$_2$)	エストリオール(E$_3$)
高 ↑	エストロゲン産生腫瘍、卵巣過剰刺激症候群、先天性副腎皮質過形成、思春期早発症、肝疾患などが疑われる。	多胎妊娠、巨大児妊娠、甲状腺機能低下症、肥満などが疑われる。
基準値：下表参照		
低 ↓	卵巣機能低下ないし不全症、胎盤機能不全、胎盤アロマターゼ欠損症、ターナー症候群、無月経などが疑われる。	子宮内胎児死亡、無脳児妊娠、重症妊娠中毒症、甲状腺機能亢進症状、胎盤酵素欠損症などが疑われる。

エストラジオール(E$_2$)基準値

男性		19～51pg/mL
女性	卵胞期	19～226pg/mL
	黄体期	78～252pg/mL
	閉経期	39pg/mL以下
女性（妊娠中）	前期	780～16,631pg/mL
	中期	1,146～36,635pg/mL
	後期	5,452～44,915pg/mL

単位の読み方 【pg/mL】…ピコグラムパーミリリットル

エストリオール（E₃）基準値

男性		5pg/mL以下
女性	卵胞期	5pg/mL以下
	排卵期	5pg/mL以下
	黄体期	5pg/mL以下
女性（妊娠中）	前期	20〜100pg/mL
	中期	100〜10,000pg/mL
	後期	10,000〜40,000pg/mL

✏️ ここを観察

エストロゲンの分泌は月経周期と関係しているので、測定時の月経周期を確認することが重要。また、月経異常の有無、のぼせや異常な発汗、動悸、息切れ、めまいなどの更年期症状がないかも確認しておく。

黄体形成ホルモン➡**P.210**、卵胞刺激ホルモン➡**P.212**、超音波➡**P.292** 等もあわせて行う。

❤️ ケアのポイント

● 高血圧やむくみ、たんぱく尿など、妊娠中毒症の症状が出ていないかを見逃さないように注意する。

● 流産や胎児に異常がみられるケースでは、患者が悲しみ、苦しみを表に出しやすいように援助する。

 検査値の性差 ➡ 女性が高い
月経周期や妊娠期により基準値が変動する

 妊娠中の場合 ➡ 高くなる。妊娠期によって基準値が変動する

プロゲステロン(P4)
ピー・フォー

保

Progesterone

主に卵巣、胎盤、副腎の機能を調べる。

異常の場合は?

高

先天性副腎皮質過形成、クッシング症候群、副腎がん、副腎腫瘍、精巣(睾丸)間質細胞腫、妊娠、胞状奇胎、卵巣がんなどが疑われる。

| 基準値 | **下表参照** |

低

卵巣機能低下症、黄体機能不全、無月経、胎盤機能不全、汎下垂体機能低下症、アジソン病、流産、妊娠中毒症などが疑われる。

男性		0.6ng/mL以下
女性	卵胞期	0.4ng/mL以下
	排卵期	3.7ng/mL以下
	黄体期	8.5〜21.9ng/mL
女性(妊娠中)	前期	23.9〜141.4ng/mL
	中期	25.7〜142.9ng/mL
	後期	51.2〜325.8ng/mL

ここを観察

月経異常の有無、のぼせや微熱、異常な発汗、動悸、息切れ、めまいといった症状がないかを把握しておく。

エストロゲン➡P.206、黄体形成ホルモン➡P.210、卵胞刺激ホルモン➡P.212 等もあわせて行う。

単位の読み方【ng/mL】…ナノグラムパーミリリットル

♥ ケアのポイント

● 高血圧やむくみ、たんぱく尿など、妊娠中毒症の症状が出ていないかを見逃さないように注意する。

● 流産や胎児に異常がみられるケースでは、患者が悲しみ、苦しみを表に出しやすいように援助する。

● プロゲステロンの分泌は、月経周期と深い関わりがあるので、測定時の月経周期を必ず確認する。

● 測定値に影響を及ぼす薬剤が使用されていないかを測定前に確認する。

 → 女性が高い
月経周期や妊娠期により基準値が変動する

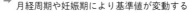 ⇒ 高くなる。妊娠期によって基準値が変動する

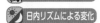 ⇒ 男性の場合、午後8時ごろ測定感度以下となる

\知っておこう!/

プロゲステロンの働き

プロゲステロンは、卵巣と胎盤から産生されるホルモンで、黄体機能や胎盤機能を調節、維持する働きをする。女性では、排卵期は低値であり、黄体期に高値を示す。妊娠すると、時期を追うごとに高くなる。さらに、プロゲステロンは子宮内膜の発達を促進して基礎体温を上昇させ、妊娠時には子宮の収縮抑制効果によって、流産や早産を予防している。また、男性でも副腎皮質からの産生がみられ、閉経後の女性についても同様である。

黄体形成ホルモン(LH)

おうたいけいせい / エル・エイチ

Luteinizing Hormone

月経異常や不妊症の原因を調べる。

異常の場合は?

高 ターナー症候群(原発性卵巣機能不全)、クラインフェルター症候群(原発性精巣機能不全)、卵巣性無月経、女性化症候群、中枢性思春期早発症などが疑われる。また、更年期、閉経、去勢などによっても高値を示すことがある。

| 基準値 | **下表参照** |

低 黄体機能不全、無排卵周期症、下垂体機能低下症、神経性食欲不振症、カルマン症候群、シーハン症候群が疑われる。

男性		0.8〜5.7 mIU/mL
女性	**卵胞期**	1.8〜10.2 mIU/mL
	排卵期	2.2〜88.3 mIU/mL
	黄体期	1.1〜14.2 mIU/mL
	閉経後	5.7〜64.3 mIU/mL

ここを観察

月経の有無、周期や経血の量などを確認。二次性徴の発現の状態や、ホルモン剤を投与しているかについても把握しておく。

超音波➡**P.292**等もあわせて行う。

単位の読み方 【mIU/mL】…ミリアイユーパーミリリットル

ケアのポイント

● 性腺補充療法時は、治療法の必要性の理解を求めるとともに、治療に対する不安や劣等感の払拭に配慮する。

● 性腺抑制治療時は、治療法の必要性の理解を求めるとともに、二次性徴の早期発見のため、戸惑いや羞恥心に配慮する。

● ターナー症候群の場合、性腺補充療法としてはエストロゲン、プロゲステロン製剤によるカウフマン療法を行うが、正常な二次性徴の発達、月経周期の確立、性生活は可能であるものの、妊娠はできず、治療が継続的に必要であることを説明する。

● 性腺刺激療法で酢酸リュープロレリンを用いる場合、4週ごとに外来で皮下注射を受ける必要があるが、注射の時刻の便宜をはかるなど配慮する。

 検査値の性差 ➡ 月経周期により変動。排卵期に最も高くなる

 検査値の年齢差 ➡ 女性の場合、更年期になると増加

―― 知っておこう！ ――

LHは異常の原因がどこにあるかを示す

LH（黄体形成ホルモン）の検査では、月経異常や不妊症の原因がどこにあるかを調べることができる。脳の下垂体に原因がある場合、LHは低値となる。卵巣に原因がある場合、LHはフィードバックによって高値となる。

―― 知っておこう！ ――

黄体形成ホルモンの働きにみられる男女差

女性の場合は、卵巣に作用して排卵を促す。男性の場合は、睾丸の間質細胞に作用して、テストステロンの生成と分泌を促す。

卵胞刺激ホルモン（FSH）
らんぽう し げき
エフ・エス・エイチ

保

Follicle Stimulating Hormone

月経異常や不妊症、二次性徴の早発や遅延の原因を調べる。

異常の場合は？

高 ターナー症候群（原発性卵巣機能不全）、クラインフェルター症候群（原発性精巣機能不全）、下垂体腺腫、女性化症候群、多嚢性卵巣症候群、卵巣性無排卵症、中枢性思春期早発症などが疑われる。また、更年期、閉経などによっても高値を示すことがある。

基準値	**下表参照**

低 下垂体機能低下症、カルマン症候群、シーハン症候群、下垂体腫瘍、神経性食欲不振症が疑われる。

男性		2.0〜 8.3 mIU/mL
女性	卵胞期	3.0〜 14.7 mIU/mL
	排卵期	3.2〜 16.6 mIU/mL
	黄体期	1.5〜 8.5 mIU/mL
	閉経後	157.8 mIU/mL以下

ここを観察

月経の有無、周期や経血の量などを確認。二次性徴の発現の状態や、ホルモン剤を投与しているかについても把握する。

超音波➡**P.292** 等もあわせて行う。

♥ ケアのポイント

- 異常値が見られた場合は性周期を解析するため、既往歴、月経歴、妊娠の有無、体重の急激な増減などの情報を収集する。

- FSHが高値で、頭痛や視力障害を併発している場合は下垂体腺腫の疑いがあるので、さらに検査を進める。

- テストステロン療法では、男性化徴候の誘発、睾丸機能低下症状の回復を目的に行うこと、そのために使用される薬剤の量と注射方法、効果出現までの期間などを丁寧に説明する。

- 黄体形成ホルモンと卵胞刺激ホルモンの併用療法では、男性化徴候、精子形成能の回復に最低6カ月は必要で、定期的な外来治療が必要であることを説明する。

- 性腺抑制療法で、酢酸ブセレリンを使用する際には1日3〜6回正確な点鼻が行えるよう指導する。

 検査値の性差 ➡ 女性は月経周期により値が変動するので、月経周期10日目までに測定することが望ましい

 検査値の年齢差 ➡ 更年期、閉経後の女性は高くなる

知っておこう！

卵胞刺激ホルモンの作用

卵胞刺激ホルモンは視床下部の指令によって合成・分泌が促され、性ステロイドによってフィードバック制御を受ける。女性の場合は卵巣に働きかけ卵胞の成熟を促し、エストロゲン産生を促進する。男性の場合は睾丸に働きかけて精子を形成する。

抗利尿ホルモン（ADH）

かっ り にょう　　　　　　　　　　　　エー・ディー・エイチ

Antidiuretic Hormone

保

尿崩症など、視床下部や下垂体後葉系の疾患、低ナトリウム血症の診断に用いる。

異常の場合は？

高

腎性尿崩症（特に多尿を伴う場合）、ADH不適合分泌症候群（SIADH）、異所性ADH産生腫瘍、下垂体後葉ADH分泌亢進（脳腫瘍、髄膜炎）、急性ポルフィリン症、血漿浸透圧の上昇による血圧低下、出血、脱水症、手術後の体液平衡異常が疑われる。

| 基準値 | 水制限： | **4.0**pg/mL 以下 |
| | 自由飲水： | **2.8**pg/mL 以下 |

低

中枢性尿崩症や心因性多飲症（特に多尿を伴う場合）、汎下垂体機能低下症が疑われ、水分過剰摂取でも低値を示す。

ここを観察

血漿浸透圧の上昇、血圧低下、ストレスの有無を観察し、循環血液量も確認する。多飲、多尿（1日2.5リットル以上）、脱水症状（口渇、嘔吐、皮膚・粘膜の乾燥など）、浮腫、出血の有無なども把握する。

ADHの値は、飲水条件や体位などの影響を受けて変動する。飲水制限後の測定では、高値を示すことがあるので注意する。

血清ナトリウム➡**P.109**、アルドステロン➡**P.218** 等もあわせて行う。

♥ ケアのポイント

● 水分摂取と排泄のバランスを把握して、調整する。

● 塩分の摂取状況を理解して、必要量を摂取できるよう援助する。

【ADH不適合分泌症候群の場合】

● 低ナトリウム血症で、血清ナトリウム値が急激に上昇するようなことがあれば、四肢麻痺や意識障害を引き起こす可能性があるので、高張食塩水の静脈内投与を行うときには十分注意を払う。

● 水中毒症の症状（意識障害、見当識障害、痙攣）に注意して、早期に発見し、医師に報告する。

【尿崩症の場合】

● 適宜水分補給を行い、脱水の予防につとめる。

● 皮膚の乾燥を防ぐため保湿を心がけ、常に清潔を保つように感染防止を徹底する。

● 多尿による疲労や睡眠障害の苦痛を和らげるために、トイレに近い病室、ポータブルトイレの用意など、環境を整える。

知っておこう！

抗利尿ホルモンの作用

抗利尿ホルモン（ADH）は、腎臓の遠位尿細管に作用して水分の再吸収の調節を行うホルモン。視床下部で合成され、下垂体後葉から分泌される。体液の浸透圧と体液量を一定に保つ働きを持つADHの分泌は、血漿浸透圧や動脈圧、循環血液量などによってコントロールされている。

レニン／アンギオテンシン 保

Renin/Angiotensin

異常値のしくみ

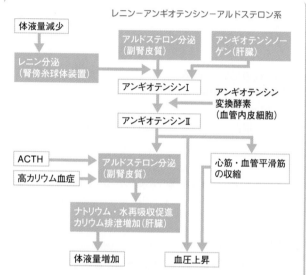

レニン－アンギオテンシン－アルドステロン系

レニンは腎臓で分泌される酵素のひとつで、腎血流量が低下したり、血流内のナトリウム濃度が低下した場合に分泌量が増加する。血液中に分泌されたレニンは、肝臓で合成されるアンギオテンシノーゲンに作用し、アンギオテンシンⅠを生成させる。アンギオテンシンⅠは最終的にアンギオテンシンⅡに変換され、血管収縮作用や副腎からのアルドステロンの分泌を促進する作用をする。

ここを観察

尿量、尿の回数を把握。血圧を測定し、脱水症状の有無を確認する。嘔吐や下痢はないか、血圧降下剤などを服用していないかも確認。アルドステロンは加齢とともに減少する。アルドステロンもレニンも早朝に高く、夕方に低いこと、減塩食や妊娠で高値になることなどを知っておきたい。

アルドステロンとレニンは同時に測定して、総合的に判断をする。レニンの検査の際には、影響を受けやすい薬剤使用を2週間以上中止し、食塩摂取量も一定制限する。

血清ナトリウム➡P.109、アルドステロン➡P.218 等もあわせて行う。

ケアのポイント

- 食事は塩分とミネラルを制限するよう指導する。腎機能低下時は、ミネラルの摂取には特に注意する。

- 肥満の場合は、糖質、脂質の摂取を制限するとともに、適度な運動習慣をつけるよう指導する。

- 利尿薬を使用すると、ナトリウムや水分の欠乏を起こしやすいので注意する。

- 急激な温度変化にさらされたり、風邪をひかないよう、環境や衣服を整える。

- 尿量、尿の回数を確認する。

- 血圧降下剤を使用していないかを確認する。

日内リズムによる変化 ➡ 早朝に高値、夕方〜夜に低値を示す

アルドステロン

Aldosterone

保

高血圧性疾患や浮腫を引き起こす原因を調べる。

異常の場合は？

検査はレニンと組み合わせて行われることが多い。

【レニンが高値の場合】

 高

循環血漿（しょう）量低下、腎血管性高血圧症、バーター症候群、浮腫性疾患、ネフローゼ症候群、肝硬変などが疑われる。

基準値	随時：	**35.7 ～ 240.0**pg/mL
	臥位：	**29.9 ～ 158.8**pg/mL
	立位：	**38.9 ～ 306.8**pg/mL

 低

21水酸化酵素欠乏症、アジソン病、原発性選択的低アルドステロン症、脱水素酵素欠乏症などが疑われる。

【レニンが低値の場合】

 高

糖質コルチコイド反応性アルドステロン症、原発性アルドステロン症、特発性アルドステロン症などが疑われる。

基準値	**上記参照**

 低

偽性アルドステロン症、DOC産生腫瘍、リドル症候群、クッシング症候群、循環血漿（しょう）量増加などが疑われる。

単位の読み方 【pg/mL】…ピコグラムパーミリリットル

✏️ ここを観察

尿量、尿の回数を把握。血圧を測定し、脱水症状の有無を確認。
嘔吐や下痢はないか、血圧降下剤などを服用していないかも確
認する。

血清カリウム➡P.108、副腎皮質刺激ホルモン➡P.200、レニン➡P.216 等もあわせ
て行う。

❤️ ケアのポイント

- 食事は塩分とミネラルを制限するよう指導する。腎機能低下
  時は、ミネラルの摂取には特に注意する。

- 肥満の場合は、糖質、脂質の摂取を制限するとともに、適度
  な運動習慣をつけるよう指導する。

- 利尿薬を使用すると、ナトリウムや水分の欠乏を起こしやすい
  ので注意する。

- 急激な温度変化にさらされたり、風邪をひかないよう、環境や
  衣服を整える。

＼知っておこう！／

鉱質コルチコイドと糖質コルチコイド

アルドステロンなどの鉱質コルチコイドは、腎臓に作用
してナトリウムと水の再吸収とカリウムや水素などの排
泄を促すので、ホルモン増加によって血圧を上昇させる。

コルチゾールなどの糖質コルチコイドは、たんぱく質を
糖質に作りかえる働きやカリウムの排泄を促進するの
で、ホルモン増加によって血糖が上昇する。

カテコールアミン(CA)

シー・エー

Catecholamine

保

副腎皮質の褐色細胞腫などの診断の際に調べる。
(カテコールアミン(CA)とは、アドレナリン(A)、ノルアドレナリン(NA)、ドーパミン(DA)の総称)

異常の場合は？

高
褐色細胞腫、本態性高血圧、神経芽細胞腫、パーキンソン症候群、糖尿病、心筋梗塞、交感神経節腫瘍、うっ血性心不全、狭心症、甲状腺機能低下症、慢性腎不全などが疑われる。うつ病、ストレスの影響で高値を示すことがある。

基準値	アドレナリン(A)： **0.1**ng/mL 以下
	ノルアドレナリン(NA)： **0.1 ～ 0.5**ng/mL
	ドーパミン(DA)： **0.03**ng/mL 以下

低
起立性低血圧、甲状腺機能亢進症、アジソン病などが疑われる。

ここを観察

褐色細胞腫の場合は、高血圧、動悸、発汗、ふるえ、頭痛、吐き気、視力障害の有無を確認する。また、不安・焦燥感、食欲不振はないかなどを把握する。
神経芽細胞腫の場合は、呼吸困難、貧血、発熱、腹部膨満、骨や関節の痛み、眼球突出、体重減少の有無を確認する。また不機嫌な様子がみられないかも観察する。

単位の読み方 【ng/mL】…ナノグラムパーミリリットル

また、カテコールアミンは運動や興奮によって分泌が高まるので、採血時は患者が安静状態であることを確認する。

血糖➡P.90、超音波➡P.292 等もあわせて行う。

♥ ケアのポイント

● 検査期間中はバナナ、チョコレートなど、カテコールアミンを多く含む食物やアルコールを避けるように指導する。

● 心理的、物理的な刺激を少なくし、環境を整えてストレスを取り除くようつとめる。

● 安静を保持するとともに、十分な睡眠や休養がとれるようにする。

● 食欲不振になりやすいので栄養状態を整えるとともに、脱水に注意する。

● 制限された日常生活動作の援助を行う。

● 高血圧が続く場合は、減塩を考慮した食事と適切な服薬を指導する。

● 褐色細胞腫で高血圧発作を起こしたときには、静かで落ち着いた環境で心身ともに安静を厳守させる。

● 手術した場合、術後は低血圧対策としてカテコールアミンの静脈注射が行われるため、大量投与による副作用には注意する。

知っておこう！

アドレナリンとノルアドレナリン

アドレナリンは主に副腎髄質機能を反映し、心臓賦活作用や糖質脂質代謝への影響が大きい。ノルアドレナリンは主に交感神経を反映し、血圧上昇への影響が強い。

グルカゴン

Glucagon

膵臓のインスリン分泌能力を調べる。
糖尿病の病型診断に用いられる。

異常の場合は?

高
糖尿病では、ケトーシスを伴うときに著しく高値となる。
グルカゴノーマ、クッシング症候群、グルカゴン産生腫瘍、
腎不全、肝硬変、急性心筋梗塞、急性膵炎などが疑われる。
胃切除後、ストレスでも高値となる。

基準値	**70 〜 174pg/mL**

低
自発性低血糖症、下垂体機能低下症、不安定型糖尿病、グ
ルカゴン欠損症、慢性膵炎が疑われる。膵全摘、糖尿病の
母親から生まれた新生児でも低値となる。

✏️ ここを観察

満月様顔貌、胴回りの脂肪過多、湿疹の有無を確認。24時間蓄
尿による血糖コントロール、ステロイド剤を使用しているかを把
握し、血圧、尿量、口渇、体重変化を観察する。

C-ペプチド➡**P.204**、血糖➡**P.90**、インスリン➡**P.202** 等もあわせて行う。

❤️ ケアのポイント

- 低血糖時の対応方法を指導する。

- 感染予防のため、皮膚・粘膜の清潔を保持する。

単位の読み方【pg/mL】…ピコグラムパーミリリットル

ガストリン

保

Gastrin

消化器に潰瘍や炎症が起こっていないかどうか調べる。

異常の場合は?

高

胃・十二指腸潰瘍、ゾリンジャー・エリソン症候群（ガストリノーマ）、先天性肥厚性幽門狭窄症、幽門部G細胞過形成、萎縮性胃炎、副甲状腺機能亢進症、肝硬変、閉塞性黄疸、腎不全、糖尿病などが疑われる。悪性貧血のときにも値が高くなる。

| 基準値 | **42 〜 200pg/mL** |

ここを観察

吐き気、嘔吐、胸やけ、腹痛、下痢、食欲不振、体重減少、背中の痛み、吐血、下血などの症状を訴えていないかを観察する。口臭があるかどうかも確認する。

ケアのポイント

● 検査前日にはアルコールを控えるよう指導する。

● 酸分泌抑制剤などを服用していると検査結果に大きく影響するので、服用の有無を事前に必ず確認する。

● たんぱく質、アルコール、カフェインの摂取は、ガストリンの分泌を刺激するのでなるべく控えるよう指導する。

単位の読み方 【pg/mL】…ピコグラムパーミリリットル 223

脳性ナトリウム利尿ペプチド(BNP) 保

のうせい　りにょう　ビー・エヌ・ピー

Brain Natriuretic Peptide

心疾患の重症度や治療効果を調べる。

異常の場合は?

高
慢性腎不全、慢性心不全、本態性高血圧症、急性心筋梗塞、不整脈、甲状腺機能亢進症、循環血漿量増加、浮腫性疾患などが疑われる。また、利尿剤を投与したときにも高値を示すことがある。

基準値	**18.4 pg/mL 以下**

ここを観察

尿量を確認する。胸痛、不整脈、冷汗、頻脈、頻呼吸、吐き気、めまい、血圧低下がないか症状を観察する。

心エコー➡**P.285** 等もあわせて行う。

ケアのポイント

● 脳性ナトリウム利尿ペプチド(BNP)の値は、安静や姿勢、食後、薬剤の服用といった条件に結果が左右されやすいので、採血前に30分ほど安静にするよう指導する。

● 検体の処理状態も検査結果に影響することがあるので注意する。

テストステロン
Testosterone

保

男性では性腺機能の異常や下垂体や腎臓の病気、女性では副腎の病気を調べる。活性型ホルモンである遊離テストステロンを測定することが多い。

 異常の場合は?

高
【男性】
男性ホルモン産生腫瘍（性腺、副腎）、先天性副腎過形成、甲状腺機能亢進症の可能性が高い。

【女性】
多嚢胞性卵巣症候群、男性化副腎腫瘍、男性化卵巣腫瘍、先天性副腎皮質過形成、精巣女性化症候群、特発性多毛症、先天性性腺形成異常症、クッシング症候群の可能性が高い。

| 基準値 | 男性: **8.5**pg/mL 以上 |
| | 女性: **2.7**pg/mL 以下 |

低
【男性】
加齢男性性腺機能低下症、下垂体機能低下症、エストロゲン（またはプロラクチン）産生腫瘍、精索静脈瘤、肝硬変、糖尿病、クッシング症候群、腎不全の可能性が高い。

✏️ **ここを観察**

満月様顔貌、胴回りの脂肪過多、体毛の変化、湿疹の有無を確認。血圧、尿量、口渇、体重変化を観察する。

黄体形成ホルモン➡**P.210**、卵胞刺激ホルモン➡**P.212** 等もあわせて行う。

ヒト心房性Na利尿ペプチド
しんぼうせいエヌ・エー・りにょう

(hANP、ANP)
エイチ・エー・エヌ・ピー エー・エヌ・ピー

保

Human Atrial Natriuretic Peptide

心不全の重症度や治療効果の判定に用いる。

異常の場合は?

高1 急性・慢性心不全、急性心筋梗塞、狭心症、本態性高血圧症、慢性腎不全、弁膜症、不整脈、甲状腺機能亢進症、浮腫性疾患、循環血液量増加の頻度が高い。

基準値	**43.0pg/mL 以下**

ここを観察

バイタルサイン、尿量、浮腫の有無、体重、呼吸困難、動悸、不整脈、胸痛の有無を観察。利尿剤を服用していると値が高くなるので注意する。

脳性ナトリウム利尿ペプチド➡**P.224** 等もあわせて行う。

ケアのポイント

● 確実な酸素投与により、心負荷の軽減につとめる。

● できるだけ安楽な状態を保てるよう、環境整備や保清を援助する。

単位の読み方【pg/mL】…ピコグラムパーミリリットル

α-フェトプロテイン(AFP)

アルファ

エー・エフ・ビー

保

Alpha Fetoprotein

原発性肝細胞がんの補助診断。肝細胞がんの治療効果や予後の経過を判定する。

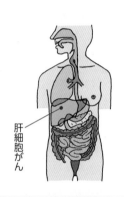

異常の場合は?

3000ng/mL以上では95%、**200～3000ng/mL**では75%の確率で原発性肝細胞がんの疑いがある。また、肝芽腫、転移性肝がん、乳児肝炎の可能性も考えられる。

肝細胞がん

基準値	**10.0**ng/mL 以下

✎ ここを観察

肝機能検査値、超音波、CT、MRIなどの検査結果を把握し、肝機能障害の有無を確認。女性の場合は胎児由来のAFPで高値になるため、妊娠しているか(特に後期)を確かめる。

PIVKA-Ⅱ➡P.230、CEA➡P.242 等もあわせて行う。

単位の読み方 【ng/mL】…ナノグラムパーミリリットル

♥ ケアのポイント

【肝臓病が認められる場合】

● 食事や飲酒などの生活指導を行う。

● 黄疸や肝不全症状など、患者の状態に注意する。

● 慢性肝炎や肝硬変の患者で、α-フェトプロテインの値が上昇した場合には、腹部超音波検査やCTスキャンなどの画像検査を行い、肝がんが発生していないかどうか確認する。

● 測定値の高さとがんの大きさは比例しない。がんが大きければ高値になるわけではないことを念頭に置く。

 妊娠中の場合 ➡ 妊娠8カ月をピークに高め

\ 知っておこう！ /

α-フェトプロテインとは

本来胎児が産生する血清たんぱくの一種。健康な人にはほとんど認められないが、肝細胞がんの患者では高い陽性率を示すため、肝がんの腫瘍マーカーおよび補助診断として用いられている。

【その他の用途】

・肝がんの治療効果判定や再発の指標

・重症、劇症肝炎などにおける肝再生の指標

・コーサック腫瘍や肝芽腫の診断

・肝臓病の早期発見や診断

・慢性肝炎や肝硬変の経過観察の際は、PIVKA-Ⅱとあわせて測定

【注意点】

・肝がんでもAFPを作らないことがあり、陰性を示すケースも考えられる

PIVKA-Ⅱ

ピ ブ カ ツー

Protein Induced by Vitamin K Absence or Antagonist-Ⅱ

原発性肝細胞がんの補助診断。

異常の場合は？

高

値が中等度の場合は、乳児ビタミンK欠乏性出血症が疑われる。ビタミンK拮抗薬やセフェム系抗生剤を投与した場合も中等度となる。

高値の場合は、肝細胞がん、胆管細胞がん、転移性肝がんが疑われる。また、肝硬変、慢性肝炎などの肝機能障害の可能性も考えられる。

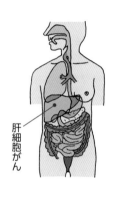

肝細胞がん

基準値	**40mAU/mL 未満**

ここを観察

PIVKA-ⅡはビタミンKが不足していると高値となるので、ビタミンKが欠乏していないか、ビタミンK拮抗薬やセフェム系抗生剤を投与していないかを把握する。また、肝機能障害の有無も確認しておく。

プロトロンビン時間➡**P.64**、活性化部分トロンボプラスチン時間➡**P.66**、ヘパプラスチンテスト➡**P.70** 等もあわせて行う。

単位の読み方 【mAU/mL】…ミリエーユーパーミリリットル

❤ ケアのポイント

【肝臓病が認められる場合】

- 食事や飲酒などの生活指導を行う。
- 黄疸や肝不全症状など、患者の状態に注意する。
- α-フェトプロテインでは陰性を示した肝がんの半数程度がPIVKA-II陽性になることから、α-フェトプロテインとPIVKA-IIの検査は併用されることが望ましい。
- 腫瘍が大きいほど高値を示すことを説明する。

 ➡ 新生児は正常でも高値を示す

\知っておこう!/

PIVKA-IIとは

ビタミンKが欠乏すると増加する異常プロトロンビンで、肝細胞がん、大腸がん、胚細胞腫瘍で作られる。特に原発性肝細胞がんの場合に高値を示すため、肝がんの腫瘍マーカーおよび補助診断として用いられる。

【その他の用途】

・慢性肝疾患の程度を判定する指標

・化学療法や放射線療法の経過観察

【注意点】

・ビタミンKを十分に補充していると、肝がんがPIVKA-IIを産生していても、上昇しないことがある

・ワーファリンや抗生物質治療中も増加する

腫瘍マーカー検査　PIVKA-II

検査値の年齢差

CA19-9

保

Carbohydrate Antigen 19-9

膵がん、胆管がんなど消化器系がんの補助診断。

異常の場合は?

高

膵がん、胆管がん、
胆嚢がん、胃がん、
大腸がん、食道がん、
原発性肝がんなどが
疑われる。他の腫瘍
マーカー・血中酵素・
画像診断などにより
総合的に判断する。

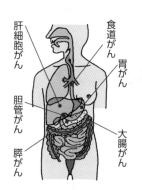

肝細胞がん

食道がん

胃がん

胆管がん

大腸がん

膵がん

基準値	**37.0**U/mL 以下

✐ ここを観察

ルイス式血液型抗原陰性者かどうかを把握。陰性者の場合、膵
がんでも高値にならないので、ルイス式血液型の影響を受けな
いCA50やDU-PAN-2などの腫瘍マーカーで検査する。消化器
や呼吸器の症状に注意する。

アミラーゼ➡P.146、超音波➡P.292 等もあわせて行う。

♥ ケアのポイント

- 黄疸や掻痒感など、患者の状態に注意する。

- がんの進行度や治療経過を把握して、生活改善などの指導を行う。

- 女性では、婦人科系の検査も忘れずに行う。

- 治療によって腫瘍が消失したり、縮小したりするとCA19-9の値は下がるが、再発、転位などがあると再び上昇するので、継続して観察をする。

- CA50のみならず、Span-1、STN、CEAも、膵がん、消化器がん、胆管がんの腫瘍マーカーであるのでCA19-9とともに検査を行う。

 検査値の性差 ➡ 10〜20代の女性はやや高め

\知っておこう!/

CA19-9とは

ヒト結腸、直腸がん細胞株SW-116を免疫源とするモノクローナル抗体NS19-9が認識する抗原。消化器系のがんで高い陽性率を示し、特に膵がんの腫瘍マーカーおよび補助診断として用いられる。

CA50、Span-1、STN、CEAなどの腫瘍マーカーとあわせて測定すると正診率が上がる。

【その他の用途】
・術や化学療法後などの経過観察

【注意点】
・初期には現れにくいので早期発見には向かない

・肝、胆道などの良性疾患でも高値を示すことがある

SCC抗原(扁平上皮がん関連抗原)
Squamous Cell Carcinoma Related Antigen

子宮頸部がん、呼吸器がん、肺がん、食道がんなどの
補助診断。

異常の場合は?

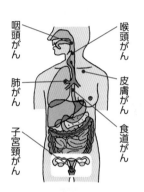

高

子宮頸部、肺、食道、
皮膚、頭頸部に扁平上
皮がんの疑いがある。
治療前の値が**5ng/mL**
を超える場合は、リン
パ節転移の予後不良
が認められることが
多い。

咽頭がん　　喉頭がん
皮膚がん
肺がん　　食道がん
子宮頸がん

| 基準値 | **1.5ng/mL 以下** |

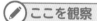

ここを観察

皮膚疾患(乾癬、紅斑、天疱瘡)、重症呼吸器疾患(肺結核)
などの有無を確認する。

CYFRA21-1→**P.236** 等もあわせて行う。

❤ ケアのポイント

- 正常な皮膚や唾液中にもSCC抗原が含まれるため、検体に皮膚、フケ、毛髪、唾液などが混入すると数値が上昇するので注意する。

- 腎不全患者で人工透析を受けている場合も、数値が高くなるので注意する。

- がんの進行度や治療経過を把握して、生活改善などの指導を行う。

- 喫煙者には禁煙を指導するのが望ましい。

\ 知っておこう! /

SCC抗原とは

扁平上皮がんで陽性率が高く、主に子宮頸管部や肺の扁平上皮がんの腫瘍マーカーおよび補助診断として用いられる。CYFRA21-1、SLX、NSEなどの検査と併用される。

【その他の用途】
・腫瘍の進展度や治療効果の判定

【注意点】
・良性炎症性疾患でも増加する

・扁平上皮の存在する部位に広範な重要疾患が存在する場合にも値が高くなる

CYFRA21-1
シ フ ラ ニー・イチ イチ

Cytokeratin Fragment

保

肺非小細胞がん（扁平上皮がん、大細胞がん、腺がんなど）の補助診断。

異常の場合は？

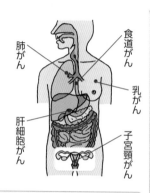

高

肺がん（肺非小細胞がん、扁平上皮がん、腺がん）、子宮頸がん、食道がんの疑いがある。肝炎、肝硬変、肝がん、乳がん、転移性がん、胃・十二指腸疾患、良性肺疾患などでも高値となる。

食道がん
肺がん
乳がん
肝細胞がん
子宮頸がん

基準値	**3.5**ng/mL 以下

✎ **ここを観察**

扁平上皮がん（口腔、頭頸部、食道、泌尿器科領域）の有無を確認する。特に肺がんでは、がん細胞の種類によって発育する部位、転移の早さ、放射線療法の有効性などにおいて相違があるので、がん細胞の種類を調べることが治療方針を決定する上でも重要になる。CYFRA21-1などいずれの主要マーカーも種類の特定には病

単位の読み方【ng/mL】…ナノグラムパーミリリットル

理細胞診断が必要となるので、必ず病理細胞診断の結果を把握する。CYFRA21-1の値は、男性は女性に比べて高値であり、加齢によって上昇しやすい。腎機能が低下した患者では高値を示すことがある。

病理組織➡P.274、超音波➡P.292 等もあわせて行う。

 検査値の性差 ➡ 男性は高め

 検査値の年齢差 ➡ 加齢とともに上昇

❤ ケアのポイント

● がんの進行度や治療経過を把握して、生活改善などの指導を行う。

【肝臓病が認められる場合】

●食事や飲酒などの生活指導を行う。

●黄疸や肝不全症状など、患者の状態に注意する。

\知っておこう!/

CYFRA21-1とは

肺がんの非小細胞がん（扁平上皮がん、腺がん、大細胞がん）で陽性率が高く、主に肺がん、卵巣がん、乳がんの腫瘍マーカーとして用いられる。早期がん（stageⅠ・Ⅱ）でも高い陽性率を示す。疾患の鑑別はできないので、SCC、NSE、CEA、SLXなどの検査と併用する。

【その他の用途】
・肺がんの治療効果判定や経過観察

CA125

シー・エー・イチ・ニー・ゴ

Carbohydrate Antigen 125

卵巣がんの補助診断、再発予知および経過観察に有用。

異常の場合は?

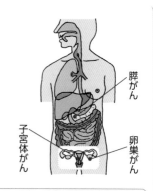

高

高い異常値を示した場合、卵巣がん（漿液性嚢胞腺がん）が疑われる。また膵がんなどの可能性もある。中程度の場合は、子宮筋腫や子宮内膜症、膵がんも考えられる。軽度の場合は腹膜炎、胸膜炎、妊娠初期などが考えられる。

膵がん

子宮体がん

卵巣がん

基準値	**35.0**U/mL 以下

✏ ここを観察

月経周期を確認し、妊娠の有無を把握。高齢女性の場合は、閉経しているかどうかの確認もする。

ヒト絨毛性ゴナドトロピン➡**P.249** 等もあわせて行う。

♥ ケアのポイント

● 性周期や妊娠でも高値を示すケースがあるので患者に確認する。

● 月経異常や子宮内膜症の状態を観察する。

● がんの進行度や治療経過を把握して、生活改善などの指導を行う。

 検査値の性差 ➡ 男性は低め

 妊娠中の場合 ➡ 妊娠初期は高め

\ 知っておこう！ /

CA125とは

卵巣がんや子宮内膜症で大量に生産されるので、卵巣がん、子宮がん、子宮内膜症などの腫瘍マーカーおよび補助診断として用いられる。

【その他の用途】

・卵巣がんの治療効果判定や経過観察

・膵がん、大腸がん、肺がんなどでも上昇することがある

【注意点】

・卵巣がんでもCA125を産生しない粘液性がんがあるので、他の検査結果もあわせて診断する

シー・エー・イチ・ゴー　サン
CA15-3

Carbohydrate Antigen 15-3

進行性乳がんや再発乳がんの補助診断、乳がんの転移予知、術後のモニタリングを行う。

異常の場合は？

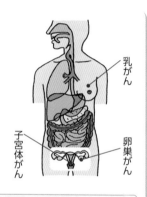

高
進行性乳がん、転移性乳がん、再発乳がん、原発性乳がんなどが疑われる。
また乳がん以外では、卵巣がん、子宮がん、膵がんなどでも高値となる場合がある。
肝炎、子宮内膜症、骨盤炎症性疾患でも高値を示す。

乳がん

子宮体がん

卵巣がん

基準値	**27.0**U/mL 以下

ここを観察

慢性肝疾患、乳房のしこり、乳頭からの分泌物、ワキの下のしこりの有無を確認する。

CEA⮕P.242 等もあわせて行う。

　単位の読み方　【U/mL】…ユニットパーミリリットル

❤ ケアのポイント

● がんの進行度や治療経過を把握して、生活改善などの指導を行う。

【肝臓病が認められる場合】

● 食事や飲酒などの生活指導を行う

● 黄疸や肝不全症状など、患者の状態に注意する。

\ 知っておこう！ /

CA15-3とは

乳がんに特異的な腫瘍マーカー。原発性乳がんの疑いがある場合は、さらに乳腺エコー、マンモグラフィーや細胞診を行う。

【その他の用途】

・進行性がんや再発・転移性乳がん術後の経過観察

【注意点】

・進行性乳がん、再発乳がんの疑いがある場合は、CT・MRI・骨シンチなどを行い状態を把握

・CA15-3を作らない乳がんもあるので、他の腫瘍マーカーの値とあわせて診断

 検査値の年齢差 ➡ 加齢とともにやや上昇傾向を示す

 妊娠中の場合 ➡ 妊娠前期は低値となる

CEA（がん胎児性抗原）

シー・イー・エー　がんたいじせいこうげん

Carcinoembryonic Antigen

消化器系を中心とした広範囲に及ぶがんの補助診断を行う。

異常の場合は？

高 食道がん、胃がん、膵がん、結腸・直腸がん、肺がん、肝細胞がん、乳がん、胆嚢がん、胆管がん、卵巣がん、子宮頸がん、膀胱がん、甲状腺がんなどが疑われる。また、**10ng/mL**を超える場合、リンパ節や他臓器への転移も考えられる。
肝硬変、潰瘍性大腸炎、喫煙によっても高値となる。

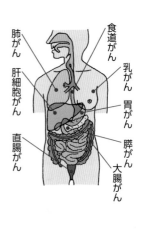

基準値	**5.0**ng/mL 以下

ここを観察

炎症、黄疸の有無を確認。術後に検査値が上昇した場合は、転移・再発が疑われるため、術後であるかどうかを把握する。

単位の読み方【ng/mL】…ナノグラムパーミリリットル

ケアのポイント

- がんの進行度や治療経過を把握して、生活改善などの指導を行う。
- 消化器や呼吸器の症状など、患者の状態に注意する。
- 女性の場合は、乳腺の症状に注意する。
- 喫煙者は検査値が高値になりやすいので、本人に確認する。

【肝臓病が認められる場合】

- 食事や飲酒などの生活指導を行う。
- 黄疸や肝不全症状など、患者の状態に注意する。

＼知っておこう！／

CEAとは

胎児の時期に消化器の粘膜組織に産生されるたんぱくの一種。出生後はほとんどなくなるが、がん細胞が増殖している組織内からも作り出されるので、腫瘍マーカーとして活用されている。

【その他の用途】

・がん治療後の経過観察、再発や転移の早期発見

【注意点】

・腫瘍の部位を特定する際は、他の腫瘍マーカーの値、画像診断および内視鏡検査の結果などから総合的に判断する

シアリルLe^X抗原（CSLEX）　保

エル・イー・エックスこうげん　シー・エス・エル・イー・エックス

Sialyl Lewisx Antigen

肺腺がん、再発乳がん、その他のがんの診断補助に用いる。

異常の場合は？

高　肺腺がん、再発乳がん、膵がん、大腸がん、卵巣がん、胃がん、肝がん、慢性肝炎の頻度が高く、肝硬変、慢性・急性の呼吸器感染症の可能性もある。

基準値	**8.0**U/mL 未満

✎ ここを観察

診療や他の検査の結果から、主に肺がんや乳がんが疑われる患者に対して検査を行った場合に算定する。検体に唾液が入ると高値になる可能性があるので注意する。偽陽性率は低い。

シアリルTn抗原➡P.245、CEA➡P.242、CA15-3➡P.240 等もあわせて行う。

♥ ケアのポイント

● 妊娠中には高値となりやすいので、女性の場合は月経、妊娠の有無について確認をする。

シアリルTn 抗原（STN）

Sialyl Tn Antigen

保

卵巣がん、消化器がんの診断、治療効果、再発について調べる。

異常の場合は？

高

100U/mL以上
卵巣がんの頻度が高く、胃がん、大腸がん、膵がん、胆道系がん、子宮頸がん、良性呼吸器疾患の可能性もある。

45〜100U/mL
卵巣がん、胃がん、大腸がん、膵がんの頻度が高く、胆道系がん、肺がん、子宮頸がん、婦人科系良性疾患、肺炎、肝硬変、胆石、肺結核など良性呼吸器疾患の可能性もある。また血液型がBやABでは、健常者でもこの値を示すことがある。

基準値	**45.0U/mL 以下**

ここを観察

胃がん、大腸がんの場合は進行期、再発、腹膜播種（はしゅ）などを観察する。

シアリルLeˣ抗原➡**P.244**、CA125➡**P.238**、CA19-9➡**P.232** 等もあわせて行う。

ケアのポイント

● 治療に伴う副作用や合併症の早期発見・対応につとめる。

 検査値の性差 ➡ 男性が高い

単位の読み方 【U/mL】…ユニットパーミリリットル

PSA
ピー・エス・エー

保

Prostate Specific Antigen

前立腺がんの補助診断、治療効果の判定を行う。

異常の場合は？

高

前立腺がんが疑われる。
前立腺肥大症、前立腺炎、急性尿閉、射精などでも高値となる。

基準値	**4.0**ng/mL 以下

✎ ここを観察

排尿障害、残尿感、血尿がないか確認する。また、腰痛・骨痛を訴えていないか把握しておく。

生検➡**P.274**、超音波➡**P.292** 等もあわせて行う。

❤ ケアのポイント

● 検査の際は、直腸診や前立腺マッサージなどの前立腺刺激の有無を確認する。

● がんの進行度や治療経過を把握して、生活改善などの指導を行う。

ProGRP（ガストリン放出ペプチド前駆体） 保
プロ・ジー・アール・ピー
Pro Gastrin Releasing Peptide

小細胞肺がんの補助診断、経過観察に使う。

異常の場合は？

高　小細胞肺がん、甲状腺髄様がん、腎機能低下などが疑われる。

基準値	**81.0pg/mL 未満**

ここを観察

CT、MRI、気管支鏡、細胞診などの検査結果を把握し、最終的には病理検査で診断する。また、腎機能低下による高値の場合もあるため腎機能障害の有無も確認する。

CYFRA21-1➡P.236、CEA➡P.242、血清クレアチニン➡P.83 等もあわせて行う。

ケアのポイント

● 早期でも陽性率が高いが、小細胞肺がんとは限らないため、必ず病理検査を行い診断する。

● 咳、血痰、声のかすれ、胸の痛み、息切れなどの症状に注意する。

● 喫煙者の場合、必ず禁煙をする。

単位の読み方 【pg/mL】…ピコグラムパーミリリットル

ガンマ セミノプロテイン
γ-Sm
γ-Seminoprotein

保

前立腺がんの補助診断、経過観察に使う。

異常の場合は？

高 前立腺がん、前立腺肥大症、急性前立腺炎、前立腺結石、前立腺梗塞などが疑われる。

基準値	**4.0**ng/mL 以下

ここを観察

頻尿、排尿困難、残尿感、血尿などの排尿障害の有無を確認する。

PAP➡P.256、PSA➡P.246 等もあわせて行う。

 検査値の年齢差 ➡ 加齢とともに上昇

\ 知っておこう！ /

γ-Smとは

前立腺がんに特異性を持つ腫瘍マーカー。PSAなどの検査と組み合わせて診断する。触診やマッサージ、内視鏡、カテーテルなどで前立腺に刺激が加わると、値が一時的に上昇するので、尿道操作後24時間以内の採血は避ける。

ヒト絨毛性ゴナドトロピン（HCG）

じゅうもうせい

エイチ・シー・ジー

保

Human Chorionic Gonadotropin

絨毛性疾患や異所性HCG産生腫瘍の診断、治療効果・予後判定を行う。

異常の場合は？

高

異常値が高い場合は、絨毛がん、卵黄嚢腫瘍、胞状奇胎が疑われる。子宮内膜がん、卵巣がん、尿路系腫瘍、染色体異常なども疑われる。正常妊娠でも高値を示す。

基準値	男性・非妊婦：**3mIU/mL 以下**
	妊婦：**0 〜 169,000mIU/mL**

ここを観察

妊娠初期から高値となるので、妊娠しているかどうかを確認する。さらに不正性器出血がないか、腹痛や頭痛を訴えていないか把握する。

生検➡P.274、超音波➡P.292 等もあわせて行う。

 検査値の性差 ➡ 女性が高め

 妊娠中の場合 ➡ 初期から高値を示す

知っておこう！

ヒト絨毛性ゴナドトロピンとは

ヒト絨毛性ゴナドトロピンは、正常な胎盤で作られるホルモンで、妊娠初期から高値となる妊娠反応のマーカーだが、絨毛がんや卵巣がんの腫瘍マーカーとしても用いられる。

TPA

ティー・ピー・エー

Tissue Polypeptide Antigen

保

胃がん、大腸がん、食道がん、肝細胞がんなどの有無を調べ、経過観察、治療効果の判定にも利用される。

異常の場合は？

高

胃がん、大腸がん、肝細胞がん、膵がんなどが疑われる。また、急性肝炎、慢性肝炎、胃潰瘍などの慢性疾患も考えられる。がん以外の場合は病気の経過とともに値が低下するが、がんの場合は次第に値が上昇する。

| 基準値 | **70**U/L 未満 |

ここを観察

吐き気、げっぷ、貧血、脱水、下痢や便秘の有無を確認する。

 検査値の性差 ➡ 女性はやや低め

 検査値の年齢差 ➡ 若年者はやや低め

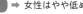

\知っておこう！/

TPAとは

胃がん、大腸がんなどの腫瘍マーカーとして用いられるが、がん以外の炎症、感染症や良性腫瘍でも高値を示しやすい。がん以外の場合は、病気の経過とともに値が低下する。

250 単位の読み方 【U/L】…ユニットパーリットル

フェリチン

Ferritin

保

がんのスクリーニング検査や病状判定、経過観察を行う。

異常の場合は?

高

ヘモクロマトーシス、ヘモジデローシス、再生不良性貧血、慢性炎症、白血病、悪性リンパ腫、各種がんなどが疑われる。

| 基準値 | 男性: **21.0 ～ 282.0**ng/mL |
| | 女性: **5.0 ～ 157.0**ng/mL |

低

発作性夜間ヘモグロビン尿症、鉄欠乏性貧血、慢性出血などが考えられる。

ここを観察

高値の場合、臓器特異性はないががんの可能性を示す。動悸、息切れ、脈拍、黄疸の有無などを確認する。

骨髄➡**P.42**、白血球数➡**P.58**、赤血球数➡**P.46** 等もあわせて行う。

 検査値の性差 ➡ 女性は低め　　 妊娠中の場合 ➡ 低め

日内リズムによる変化 ➡ 朝高く夜低い

＼知っておこう！／

フェリチンとは

多くのがんの腫瘍マーカーとして用いられるが、どこかにがんが潜んでいるという警告に留まる。肝炎、膵炎、膠原病、貧血などでも高値を示す。

単位の読み方【ng/mL】…ナノグラムパーミリリットル

HPV核酸検出(HPV-RNA)高リスク型 保

Human Papillomavirus RNA

ヒト・パピローマウイルス(HPV)感染を調べ、子宮頸がんのスクリーニングに役立つ。

異常の場合は?

⊕ 陽性の場合

高リスク型HPVは、子宮頸がんやその前がん病変から高頻度に検出される。

ここを観察

月経以外の不正性器出血やおりもの(帯下)の増加など自覚症状がないか確認。がんが進行している場合は、下腹部痛、腰痛、血便、排尿障害を伴うことがある。

子宮頸部擦過細胞診等もあわせて行う。

♥ ケアのポイント

● HPV感染が必ずしも発がんにつながるわけではないことを説明する。

● 定期的な健診が子宮頸がん予防につながることを伝える。

╲ 知っておこう!╱

高リスク型HPVとは

100種類以上に分類されるHPVのほとんどは一過性で自然消滅してしまう。しかしながら、「高リスク型」と呼ばれる16、18、31、33、35、39、45、51、52、56、58、59、66、68型 の持続感染は、子宮頸がん発生の予測因子とされている。

乳がん関連抗原225（BCA225）保

にゅう　かんれんこうげんニー・ニー・ゴ　ビー・シー・エー・ニー・ニー・ゴ

Breast Carcinoma Associated Antigen225

乳がんの有無を調べる。

異常の場合は？

高↑ 乳がんにより高値を示すことが多い。それ以外にも卵巣がん、子宮がん、膵がん、肺がん、肝がんの可能性もあり、また乳腺の炎症性疾患も疑われる。妊娠後期でも値が高くなる。

基準値	**160U/mL 未満**

✎ ここを観察

乳房のしこりの有無、ワキの下のしこりの有無、乳頭からの分泌物の有無については必ず確認する。

CEA➡P.242、CA15-3➡P.240、病理組織➡P.274、超音波➡P.292 等もあわせて行う。

♥ ケアのポイント

● 患者や家族にわかりやすい情報提供を心がけて治療選択をサポートし、精神的ストレス緩和につとめる。

● 乳房切除術後の場合、ボディイメージの変容のフォローとして、下着、人工乳房、乳房再建に関する情報提供を患者の気持ちをくみつつ行う。

単位の読み方【U/mL】…ユニットパーミリリットル

サイログロブリン(Tg、HTg) 保

ティー・ジー　エイチ・ティー・ジー

Thyroglobulin

甲状腺がんなど甲状腺腫瘍の有無、およびその増大度を調べる。

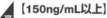

【150ng/mL以上】
甲状腺に腫瘍がある場合は、ほぼ例外なく高値を示す。転移性病変を伴う甲状腺腫瘍では特に著しく増加する。甲状腺機能の亢進や甲状腺の破壊機転が生じている場合も高値となる。

基準値	**33.7**ng/mL 以下

甲状腺ホルモン製剤の内服による医療性甲状腺中毒症、バセドウ病治療後の晩発性甲状腺機能低下症の頻度が高い。

 ここを観察

血中サイログロブリン自己抗体が陽性の患者(慢性甲状腺炎など)では、測定値の信頼度が乏しいので、必ず抗サイログロブリン抗体もあわせて測定する。

甲状腺刺激ホルモン➡**P.192**、FT₃／FT₄➡**P.194**、超音波➡**P.292** 等もあわせて行う。

その他の腫瘍マーカー 保

SLX (シアリル Le^X-i 抗原) ──── 保

| 38U/mL 以下 | 肺腺がん、膵がん、卵巣がん、胃がん、肝がん、胆嚢がん、子宮がんなど。 |

BFP (Basic Fetoprotein) ──── 保

| 75ng/mL 未満 | 卵巣がん、前立腺がん、肝がん、膵がん、睾丸腫瘍、肝炎など。 |

BJP (Bence Jones Protein) ──── 保

| 陰性 | 多発性骨髄腫、慢性リンパ性白血病など。 |

DUPAN-2 ──── 保
(Duke Pancreatic Monoclonal Antigen Type 2)

| 150U/mL 以下 | 膵がん、胆道系のがん、肝がんなど。 |

NSE (Neuron Specific Enolase) ──── 保

| 16.3ng/mL 以下 | 肺がん、神経芽細胞腫、グルカゴノーマ、インスリノーマ、大腸がんなど。 |

その他の腫瘍マーカー

POA (Pancreatic Oncofetal Antigen) —— 保

11.5U/mL
以下

膵がん、肝がん、乳がん、胆道がん、
大腸がん、胃がんなど。

ポリアミン —————————————— 保

13.2 ～ 46.2
μmoL/g・CRE

消化器がん、白血病、悪性リンパ腫など。

IAP (Immunosuppressive Acidic Protein) —— 保

500μg/mL
以下

消化器がん、肺がん、卵巣がんなど。

NCC-ST-439 ————————————— 保

7.0U/mL 未満
(49歳以下女性)
4.5U/mL 未満
(男性、50歳以上女性)

膵がん、乳がん、肺がんなど。

PAP (Prostatic Acid Phosphatase) —— 保

2.9 ng/mL
以下

前立腺がん、前立腺肥大症、前立腺炎
など。

尿細菌／便細菌／鼻咽頭分泌液／喀痰／穿刺液／膿 保

細菌による感染症が疑われる場合、起炎菌を特定しその程度を調べる。

異常の場合は?

⊕ 表中の各検体が陽性の場合

検体		疾患
尿		膀胱炎、腎盂腎炎、チフス、前立腺炎、ワイル病、腎周囲膿瘍などが疑われる。精巣上体炎(副睾丸炎)、尿道炎も考えられる。
便		サルモネラ、腸炎ビブリオ、細菌性腸炎、ウイルス性腸炎、原虫性腸炎、抗生剤関連下痢症、赤痢、コレラなどが疑われる。
鼻咽頭分泌液		扁桃腺・扁桃周囲膿瘍、かぜ症候群、中耳炎などが疑われる。
喀痰		気管支炎、慢性気道感染症、肺炎、肺膿瘍、肺結核などが疑われる。
穿刺液	脳脊髄液	脳腫瘍、感染性髄膜炎などが疑われる。
	胸水	感染性腹膜炎、膿胸などが疑われる。
	腹水	腹腔内腫瘍、感染性腹膜炎などが疑われる。
膿		蜂窩織炎、毛嚢炎などが疑われる。

ここを観察

バイタルサイン、炎症徴候・状態を確認。全身状態を観察する。

白血球数➡P.58、CRP➡P.152 等もあわせて行う。

ケアのポイント

【尿】

● 発熱時は安静と身体の保温を心がける。

● 疼痛時は体位を安楽にし、疼痛緩和につとめる。

【便】

● 下痢、嘔吐の際は、体力回復のためのケアにつとめる。

● 下痢の場合は、補液による電解質補正を試み、心身の安定にも気を配る。

【喀痰】

● 呼吸困難の場合は、不安を取り除くように安静と沈静化につとめる。

【穿刺】

● 高熱や穿刺によるショックを受けた場合、現状を説明して不安の払拭につとめる。

検体採取時の注意点

検体採取時には、常在菌による汚染を防ぐため器具の滅菌、採取部位の消毒に留意する。感染が疑われる被検者の精神状況を把握し、心身の安定が保てるよう適切な看護を心がける。

結核／抗酸菌

けっかく　こうさんきん

Mycobacterium Tuberculosis/Acid-fast Bacteria

結核の有無を調べる。塗抹染色法で陽性の場合、他の
菌での感染が考えられるため、遺伝子検査で結核菌の
特定を行う。

異常の場合は?

⊕ 陽性の場合

結核菌感染が疑われる。

ここを観察

発熱・倦怠感、咳・呼吸困難・喀痰、胸痛の有無、また家族に結
核患者がいるかどうかを確認し、生活環境を把握する。

CRP➡P.152 等もあわせて行う。

ケアのポイント

【発作、喀血、呼吸困難などの場合】

● 気道を確保し、安静を保つ。

● 呼吸困難時は、上体を高く保ったりうつ伏せにしたり安楽な体
位を工夫する。

● 咳の発作では、軽くひざをまげて側臥位にするなど安楽な体
位を工夫する。

● 感染後に隔離した場合は、患者が快適に過ごせるよう配慮し、
精神的ケアも施す。

● 感染が明らかな場合には、化学療法について十分な説明を行い、
内服薬の服用を継続するよう指導する。

検査方法

検体としては、喀痰が主体となるが、それ以外に、尿、胃液、膿汁、体腔液(胸水、脳脊髄液)も対象となる。

【塗抹染色検査(チールネルゼン法、オーラミン法＝蛍光抗体法)】

結核が疑われる患者に対しては、まず塗抹染色検査が行われる。塗抹染色検査のチールネルゼン法では、結核菌の抗酸菌の抗酸性を利用し、結核菌を赤色に染色して検出するやり方で検査時間が15分程度と短時間で済むため、迅速検査としての利用度は高い。

【培養検査(固形培地法、液体培地法)】

結核菌は分裂時間が長いため、培養に時間がかかることを知っておく。

【遺伝子検査】

遺伝子増幅法の手法を用いて結核菌の遺伝子を検出する検査法で、検査時間も6時間前後で済み、検出感度は非常に高い。

【検査時の注意点】

● 採痰は、隔離された空間で行い、換気や除菌に注意する。

● 採痰は、抗生物質投与前に行う。

● 喀痰は、唾液や薬剤などの混入が比較的少ない早朝起床時に初めて喀出したものがよい。

● 喀痰に、口腔内常在菌の混入を最小限にするために、採取前に水道水か生理食塩水でうがいさせる。ただし、含嗽薬は避ける。

● 強い咳払いをして、深部からの膿性の痰を喀出してもらうことが望ましい。

● 採取した痰は、長時間放置しておくと腐敗して検査できなくなるため、採取後2〜3時間以内に検査に回す。

病原性大腸菌

びょうげんせいだいちょうきん

保

Enteropathogenic Escherichia Coli

下痢の症状がある場合、原因菌の特定を行う。

異常の場合は?

⊕ 表中の各菌が**陽性**の場合

病原性大腸菌の存在が疑われる。菌の種類と症状は以下のとおり。

菌の種類	症状
腸管病原性大腸菌	下痢・発熱・倦怠感・嘔吐が主症状。下痢は水様便または一部粘液を伴った便。
腸管組織侵入性大腸菌	下痢・腹痛・発熱が主症状で、赤痢の症状に似ている。下痢は水様便だが、重症になると便中に粘血や血液がみられる。他に痙攣や悪寒、頭痛など。
腸管毒素原性大腸菌	腹痛と水様性の下痢が主症状。激しい下痢を伴う場合が多い。他に嘔吐、増殖時の毒素排出などがある。
腸管出血性大腸菌	腹痛、下痢、発熱が主症状。下痢は、水様性から血性に変化していく。発熱は高熱を呈することはまれ。重篤の場合は、腎障害や脳症の合併症を起こす。
腸管凝集接着性大腸菌	腹痛、発熱、嘔吐、下痢が主症状。下痢は水様性だが血便が生じたり便色が緑色になることもある。

ここを観察

発熱、腹痛、嘔吐、下痢の症状がないか確認する。下痢の場合は、回数と量を把握する。

患者の海外渡航履歴を確かめ、食事内容もチェックする。

白血球数➡P.58、血中尿素窒素➡P.82、CRP➡P.152 等もあわせて行う。

ケアのポイント

● 十分な水分補給を行う。

● 経口による栄養および水分の摂取が不足している場合、補液管理を行う。

● 二次感染を予防するために、患者とその家族への十分な指導を行い、消毒を徹底する。

● 感染者と家族に対して日常生活における感染予防について注意を促し、担当医の指示に基づいた適切な指導を行う。

＼知っておこう！／

腸管毒素原性大腸菌による産生毒素

腸管毒素原性大腸菌には、熱に弱い易熱性エンテロトキシン(LT)と耐熱性毒素を産生する耐熱性エンテロトキシン(ST)の2種類の毒素があり、この毒素が激しい水様性の下痢を引き起こす。

＼知っておこう！／

腸管出血性大腸菌

腸管出血性大腸菌は毒性の強いベロ毒素を産生し、出血性の腸炎や溶血性尿毒症症候群(HUS)を引き起こす。ベロ毒素産生性大腸菌の代表例はO-157で、その他にO-26、O-111、O-128、O-145などがある。

クラミジア

Chlamydia

クラミジア感染の有無を調べる。

異常の場合は？

(+) 陽性の場合

【クラミジア・トラコマティス感染】
尿道炎、子宮頸管炎、結膜炎、前立腺炎、性器クラミジア感染症などが疑われる。

【クラミジア・シッタシ感染】
高熱、頭痛、間質性肺炎などが疑われる。

【クラミジア・ニューモニエ感染】
市中肺炎、急性気管支炎、閉塞性肺疾患などが疑われる。

ここを観察

尿に関して、頻尿、尿道痛、排尿時痛、排尿困難などがないか確認する。漿液性の帯下量の変化や不正出血はないか、悪寒、発熱、頭痛、倦怠感の有無や、咳・痰、咽頭痛、腰痛の有無などについても把握する。

白血球数➡P.58、CRP➡P.152 等もあわせて行う。

ケアのポイント

● 症状が落ち着くよう、付き添うことで安心感を与える。

● 腹壁が緊張しない姿勢に導く。

● 性感染症の感染経路についての正しい知識を与える。

● クラミジア・シッタシによるオウム病の予防のためには、鳥との過度な接触を避けること、世話をした後の手洗いを徹底することなどを指導する。

＼知っておこう！／

クラミジアの増殖メカニズム

クラミジアは、細胞内寄生性細菌で、基本小体と網様体という2種の形態を示す。クラミジアの増殖のメカニズムは、細胞への感染→基本小体の食胞内増殖→基本小体から網様体への転換→網様体の二分裂による増殖→封入体形成→基本小体の成熟→宿主細胞の破壊による巣放出→細胞への感染、という流れをたどる。

＼知っておこう！／

検査方法

クラミジアは、培養に細胞が必要とされる。診断は、抗原検査、遺伝子検査、抗体検査によって行われる。

【クラミジア・トラコマティス】
生殖器感染症については、尿道分泌液、膣分泌液、尿などを材料として、酵素免疫法などによる抗原検出法、PCR法による遺伝子検査法によって診断する。

【クラミジア・シッタシ】
種の特定は、MIF法（Micro immunofluorescence test）やMFA法（Microplate immunofluorescence antibody technique）など特殊な検査による血中抗体の検出により行われる。

【クラミジア・ニューモニエ】
一般的臨床検査である酵素抗体法ではIgM抗体の検査はできないので、IgA抗体とIgG抗体の両方が検出された場合を感染例とする。より正確な診断のためには、MIF法やMFA法によってIgM抗体とIgG抗体の測定が求められる。

ヘリコバクター・ピロリ 保

Helicobacter Pylori

胃・十二指腸粘膜内にヘリコバクター・ピロリが存在しているかどうかを調べる。除菌判定にも用いられる。

異常の場合は?

> **(+) 陽性の場合**

ヘリコバクター・ピロリが存在すると思われる。胃・十二指腸潰瘍の頻度が高く、胃がんなどの発生につながる可能性も。

✏ ここを観察

胸やけやげっぷの有無と程度を確認することが必要で、さらに上腹部の疼痛、もたれ、吐き気、嘔吐、吐血、下血の有無も確認する。ヘモグロビン量(Hb)の検査もあわせて行うことが望ましい。

ヘモグロビン量➡**P.49**等もあわせて行う。

♥ ケアのポイント

● 除菌が必要な場合、胃潰瘍や十二指腸潰瘍、胃がんなどの原因除去であることを説明して同意を得るよう心がける。

● 刺激物、香辛料、塩分、油分を控えるなどなるべく胃に負担をかけないような食事指導を行う。

● 食事では、高カロリー、高たんぱく、高ビタミンを心がける。

● 過度のアルコール摂取は控えさせ、禁煙を守らせる。

● 十分な睡眠をとり、規則正しい生活習慣を身に付けるよう促す。

- できるだけストレスを与えないよう環境整備を心がける。

- 胃潰瘍や十二指腸潰瘍で治療が困難であったり、何度も再発を繰り返すようなケースで改めて検査を行い、陽性になった場合は、除菌が必要となる事が多い。

\ 知っておこう! /

ヘリコバクター・ピロリ菌の検査法

内視鏡を使った生検検査と内視鏡を使わない一般検査に大別される。複数の検査を組み合わせるほど、検査精度は高くなる。

【内視鏡生検検査】

迅速ウレアーゼ試験	ヘリコバクター・ピロリ菌のウレアーゼ活性を利用した方法。簡便かつ短時間に結果が出るので、最も多用されている。
鏡検法	顕微鏡で直接観察する検査法。ウレアーゼ活性を持たない球状菌の状態でも検査が可能。
培養法	分離培養することによって菌を確認する方法。培養には3〜7日を要する。

【一般検査】

尿素呼気試験	尿素を内服し、呼気中の13c二酸化炭素含有量から感染を判断する方法。
抗H.pylori抗体検査	血液や尿からヘリコバクター・ピロリ菌を測定する方法。尿を検体とする場合は、短時間で判定可能。
便中H.pylori抗原検査	ヘリコバクター・ピロリ菌に対する抗体を用いた抗原抗体反応検査。便中の菌の有無を判定する。

淋菌遺伝子検査 保

りんきん い でん し けん さ

Neisseria Gonorrhoeae DNA

淋菌感染症の迅速診断を行う。

異常の場合は？

⊕ 陽性の場合

淋菌感染による淋菌性尿道炎、前立腺炎、精巣上体炎(男性)、
子宮頸管炎、卵管炎(女性)、淋菌性咽頭感染、淋菌性結膜炎、
淋菌性直腸炎(男性・女性)などが疑われる。

✎ ここを観察

【淋菌性尿道炎】

尿道口に膿性の分泌物や発赤、排尿痛などの症状がみられる。

【前立腺炎】

前立腺の腫れ、排尿困難、頻尿、残尿感、排尿痛などの症状が
みられ、発熱を伴うことが多い。

【子宮頸管炎】

自覚症状は少ないが、粘液性や膿性の分泌物が外子宮口部分に
みられることがある。

クラミジア➡**P.264** 等もあわせて行う。

♥ ケアのポイント

● 治療中はアルコール類や刺激の強い飲食物を避けるように指
導する。

● 日頃から局所の清潔を保ち、症状が安定するまでは入浴を避
けてシャワーのみにする。

- 治療中の性交渉は避けるように指導する。

- 患者にパートナーがいる場合は、受診することを勧める。

- 性感染症の感染経路や予防方法について正しい知識を伝える。

淋菌遺伝子検査の種類

検査法	特徴
PCR法	微量のDNAを増幅し、検出感度と特異性が極めて高い検査法。口腔内常在菌の非病原性ナイセリア属と交差反応し偽陽性を示すので、咽頭検体には使用しない。
DNAプローブ法	検出感度はPCR法よりも低いが、特異性が高く偽陽性が少ないので、咽喉頭や直腸の検体にも使用できる。
SDA法	口腔内ナイセリア属との交差反応が非常に少ないため、咽頭からの淋菌・クラミジアの同時検出も承認されている。
TMA法	初尿中の淋菌、クラミジア・トラコマティスを同時に遺伝子診断法により迅速に検出する方法。口腔内ナイセリア属との交差反応がないので、咽頭擦過物を用いた検体に有用性が高い。

薬剤感受性

やくざいかんじゅせい

保

Test of Drug Sensitivity Resistance

感染症治療の際、適切な薬剤選択を行うために用いる。

検査結果の判定

一般除菌

【希釈法】

MICを基準とする。

【ディスク拡散法】

阻止円の大きさに従い、下記のように判断する。

　S（susceptible）：薬剤が有効

　MS（moderately susceptible）：モデレートな感受性

　I（intermediate）：中間

　R（resistant）：耐性

Sの判定なら薬剤は有効で、MSなら特定の条件下で有効と考えられる。IとRでは、効果がないと判断される。薬剤投与前検査ではSかMSで、投与後の検査でRとなったときでも、臨床効果が確認できるなら、その薬剤の使用を継続する。

結核菌、抗酸菌

小川培地を用いた比率法、液体培地法ともに、

　1％未満：S（感受性）

　1％以上：R（耐性）

検査方法

一般細菌の検査方法

【希釈法】

感受性を調べたい薬剤を希釈して、菌の発育を阻止できる最小

の薬剤濃度を測定する。この濃度のことを、最小発育阻止濃度（MIC）という。

【ディスク拡散法】
一定濃度の薬剤を含むディスクを、被検菌を塗抹した培地の上に乗せて、ディスクの周囲に広がる、菌の発育していない部分（阻止円）の大きさを測定する。

結核菌、抗酸菌の検査方法
小川培地を用いた比率法と液体培地法との2つがある。

検査の意義

新薬の開発も進んでいるが、一方で、薬剤が効かない耐性菌の出現頻度も年々増加傾向にある。そのために、菌種を特定しただけでは有効な薬剤を選べないという状況が出現している。そこで、確かな治療効果が得られるように治療前に行わなければならないのが、薬剤感受性試験。また、菌は同一でも、株の違いによって、抗菌薬に対する感受性（通常用いる濃度で増殖が阻止されるか、されないか）が異なることも少なくないので、さらに薬剤感受性試験の必要性が高まっている。

ここを観察

発熱、全身倦怠感、頭痛、悪心などの有無も確認する。またバイタルサインは特に念入りに観察する。

ケアのポイント

- 清潔な環境整備を心がける。
- 二次感染を防止するために、消毒などを徹底する。

メチシリン耐性黄色ブドウ球菌(MRSA) 保

ぎゅうきん エム・アール・エス・エー

Methicillin-Resistant Staphylococcus Aureus

感染症の起炎菌がMRSAであるかどうかを調べる。

異常の場合は?

⊕ 陽性の場合

MRSAが疑われる場合は、治療および感染防止対策が必要となる。腸炎、肺炎、敗血症、髄膜炎、骨髄炎などに重篤化する場合がある。

✎ ここを観察

発熱や食欲不振、倦怠感は認められないか、咳や痰、排膿、下痢はないかを確認する。

白血球数➡P.58、CRP➡P.152 等もあわせて行う。

♥ ケアのポイント

- 二次感染を予防するために、患者とその家族への十分な指導を行い、消毒を徹底する。

- 必要があれば個室への隔離を行う。

- 抗生剤に対して耐性遺伝子を持つため、難治性感染症を引き起こす場合がある。検出患者の保菌・感染状態にかかわらず、院内感染拡大を予防するために注意する。

その他の検査

病理組織／生検
びょう り そ しき／せいけん

保

Histopathological Diagnosis/Biopsy

最終的な診断を下すためや、手術中に悪性病変の有無や症状の進行度を確かめるために行う。

病理組織診断の種類

【生検材料による診断】
生検（バイオプシー）は、皮膚や臓器など病変部の一部を取り出して調べる一般的な病理検査である。主な生検には以下の方法がある。

針生検	特殊な針による穿刺（せんし）で臓器の組織を採取する方法。
パンチ生検	生検の器具を用いて生検から組織芯または組織栓を採取する方法。
外科的生検	組織の一部を切開によって外科的に採取する方法。
骨髄生検	骨髄生検針によって骨髄内の組織を採取する方法。

【術中迅速組織診断】
手術中に病変組織などを採取し、特別な方法により短時間で標本を作製して診断を行う。この診断によって病変の進行度を判断し、手術方針や摘出範囲の判断材料とする。

【手術材料による診断】
手術で摘出された検体の病変組織を観察し、術前の診断と同一であるか確認する。さらに、その病変部が完全に摘出されているか検証する。

ここを観察

感染症の有無や既往歴を確認する。

ケアのポイント

【検査前】

● 検査の目的や方法、また合併症のリスクなど事前説明は十分に行い、患者の同意を得ておく。

● 患者の名前やID番号の取り違えがないよう、十分慎重に確認する。生検の部位によっては、プライバシーの保護につとめる。

● 患者に不安や緊張感を与えぬよう、精神的ケアに配慮する。

【検査中】

● 手を握ったり声をかけるなどして、患者の不安を和らげる。

● 出血傾向がある場合、バイタルサインをこまめに確認する。

● 検体を取り扱う際は、乾燥や組織挫滅などを防ぐために、手早く正確に行う。

【検査後】

● 検査後の止血は十分に行う。

● 安静時間、出血持続の可能性、異常時の対処方法などを、正確にわかりやすく伝える。

＼ 知っておこう！ ／

検体の取り扱いに細心の注意を

検体検査では検体の取り違えや提出忘れ、生体検査では採取した組織の紛失やホルマリン液へのつけ忘れなどのトラブルが過去に起こっている。検体処理の手順や注意事項などをルール化して、チームで共有しておくことが重要。

細胞診
さいぼうしん

Cytodiagnosis

悪性腫瘍のスクリーニング検査および精密検査として
用いられ、診断、治療効果の判定などを行う。

【細胞診の分類と判定——パパニコロウ分類】

細胞診検査では、特に産婦人科領域において下表のような5段
階に分類される。

分類		判定	所見
Class I		陰　性(−)	正常
Class II			良性の異常細胞を認める
Class III	Class IIIa ※	偽腸性(±)	軽度異形成を想定
	Class IIIb ※		高度異形成を想定
Class IV		陽　性(+)	悪性を強く疑う
Class V			悪性(がん)

＊分類はパパニコロウ分類による。
※印は日本産婦人科医会分類によって加えられた細分類。

ここを観察

体重が減少していないか、倦怠感、食欲低下、貧血症状、排便
障害、疼痛などの症状がないかを確認する。その他、随伴症状
の有無も把握する。

❤ ケアのポイント

【検査前】

● 検査の目的や方法、また合併症のリスクなど事前説明は十分に行い、患者の同意を得ておく。

● 患者の名前やID番号の取り違えがないよう、十分慎重に確認する。

● 患者に不安や緊張感を与えぬよう、精神的ケアに配慮する。

【検査中】

● 手を握ったり声をかけたりするなどして、患者の不安を和らげる。

● 出血傾向がある場合、バイタルサインをこまめに確認する。

● 検体を取り扱う際は、乾燥や組織挫滅などを防ぐために、手早く正確に行う。

【検査後】

● 検査後の止血は十分に行う。

● 安静時間、出血持続の可能性、異常時の対処方法などを、正確にわかりやすく伝える。

細胞診と検体の種類

細胞診	採取方法	検体の種類
剥離細胞診	喀痰、尿、体腔液などの剥離細胞を採取する。	喀痰、尿、胸水、腹水、胆汁、脳脊髄液、乳汁など
擦過細胞診	病変部の表面をこすって細胞を採取する。	子宮腟部、子宮頸部、気管支、胆管、尿道、口腔など
穿刺吸引細胞診	病変部を直接穿刺して吸引することによって細胞を採取する。	大唾液腺、甲状腺、乳腺、リンパ節、肝臓、膵臓、肺、卵巣など

血圧
けつあつ

Blood Pressure

保

心機能、循環血漿量、ホルモンなどの異常による、高血圧患者の発見、高血圧症の予防や管理、経過観察を行う。

異常の場合は？

高

収縮期180mmHg以上・拡張期110mmHg以上の重症高血圧で意識障害、頭痛、胸痛、動悸、発汗を伴う場合、高血圧緊急症※が疑われる。また、二次性高血圧症、治療抵抗性高血圧、本態性高血圧症、白衣性高血圧も考えられる。

※頭蓋内出血、高血圧脳症、不安定狭心症、急性心筋梗塞、解離性大動脈瘤、子癇、褐色細胞腫、クリーゼなど

基準値	**120/80mmHg 未満**

収縮期血圧100mmHg以下は、低血圧である。起立時にふらつき、起立後3分以内に**収縮期血圧20mmHg以上、拡張期血圧10mmHg以上**の低下がみられる場合は、起立性低血圧が疑われる。また、本態性低血圧、二次性低血圧、脱水、重症心不全、急性心筋梗塞、重症不整脈、出血性ショック、アナフィラキシーショックも考えられる。

低

ここを観察

体温、脈拍、呼吸数、動脈血酸素飽和度などを確認する。患者の意識状態・顔色はどうか、血圧の左右差はないかもあわせて観察する。さらに、頭痛、胸痛、動悸などの自覚症状がないかも確かめる。

各種尿検査➡P.14〜32、各種血液検査➡P.46〜、心電図➡P.282 等もあわせて行う。

単位の読み方【mmHg】…ミリメートルエイチジー

♥ ケアのポイント

【高血圧緊急症の場合】

● 臥位(がい)で安静にさせる。

● バイタルモニター管理下で観察。

● 早急に医師と連絡をとり、必要な処置および介助を行う。

【高血圧の場合】

● 食事や運動など生活習慣の改善を指導する。

● 喫煙者には禁煙を指導する。

● 服薬の自己管理方法について説明する。

心音図（PCG）

しんおんず　ピー・シー・ジー

保

Phonocardiogram

弁膜症や先天性心疾患の診断を行う。

異常心音がある場合は？

異常心音がある場合は、以下のような原因が考えられる。

心電図➡**P.282**、心エコー➡**P.285** の検査もあわせて行う。

異常心音		原因
亢進	I音	僧帽弁狭窄症、甲状腺機能亢進症、貧血など
	II音II A	高血圧、大動脈硬化症、大動脈弁狭窄症など
	II音II P	肺動脈弁閉鎖不全症、心房中隔欠損症など
	III音	僧帽弁閉鎖不全症など
	IV音	高血圧性心疾患など
OS（心室弁開放音）		僧帽弁狭窄症など
減弱	I音	僧帽弁閉鎖不全、心筋症、心筋炎、心筋梗塞、甲状腺機能低下症など
分裂	II音 （II AとII Pの幅が増加）	吸気時に増加→呼吸性分裂
		呼気時に増加→奇異性分裂（大動脈弁狭窄症、動脈管開存症）
		呼吸に影響されず増加→心房中隔欠損症

心雑音がある場合は？

心雑音がある場合は、以下のような原因が考えられる。

心電図➡P.282、心エコー➡P.285 の検査もあわせて行う。

雑音の種類		疾患
収縮期	駆出性収縮中期雑音	大動脈弁狭窄症、肺動脈弁狭窄症、ファロー四徴症、心房中隔欠損症
	全収縮期雑音	僧帽弁閉鎖不全症、心室中隔欠損症、動脈管開存症
	収縮後期雑音	僧帽弁閉鎖不全症、大動脈弁狭窄症
	漸減性収縮期雑音	僧帽弁閉鎖不全症と僧帽弁狭窄症の合併
拡張期	拡張中期雑音	僧帽弁狭窄症
	前収縮期雑音	僧帽弁狭窄症
	逆流性拡張期雑音	大動脈弁閉鎖不全症、肺動脈弁閉鎖不全症
連続性心雑音		動脈管開存症

ケアのポイント

- 患者に検査内容や方法を十分に説明し、不安を軽減する。
- 衣服との接触による雑音混入を防ぐため、上半身を露出して仰臥位で行う。
- 良好な記録をとるために、検査者は患者と一緒に呼気止めをする。

心電図（ECG）
しんでんず　イー・シー・ジー

Electrocardiogram

不整脈や心筋梗塞、刺激伝導の異常を調べる。

異常の場合は？

心筋の異常に由来するものとして、心筋梗塞、狭心症、心室肥大、心房負荷が疑われる。また、不整脈に由来するものとして、刺激伝導異常や心室性期外収縮、頻脈が考えられる。

ここを観察

血圧、脈拍、体温、呼吸などのバイタルサインを把握し、動悸、めまい、ふらつき、息苦しさなどの自覚症状がないか確認する。また食欲不振や胸痛がないか確かめ、睡眠状況や尿の量と回数なども聞いておく。

尿量➡P.14、心エコー➡P.285 等もあわせて行う。

ケアのポイント

● 検査時は患者を安静にさせて緊張を取り除く。金属製のものは外すように指示する。

● 致死的不整脈に注意し、緊急時に備えて準備をする。

● 疼痛によるストレスの除去につとめ、心拍数の減少や血圧低下、筋緊張低下をはかり、心臓の負担を軽減する。

● 不安や苦痛がある場合は、遠慮なく医療者に話すように伝え、精神面の援助も心がける。

異常な波形	特徴	原因
ST上昇 	ST部分が上昇している	心筋梗塞（発症初期。数日〜数週間で正常化）
異常Q波 	深いQ波がみられる	心筋梗塞（発症から数時間で出現。長く持続し、消えないことが多い）
冠性T波 	深い下向きのT波がある	心筋梗塞（STの軽快につれて出現。数カ月〜1年ほどで戻る）
徐脈 	P-P（R-R）の間隔が長い	副交感神経緊張亢進甲状腺機能低下症
心房細動（Af） 	P波がなくR-R間隔が不規則で、基線には大きさ・間隔が異なる小さな波がみられる	心疾患、甲状腺機能亢進症など
心室頻拍（VT） 	幅広いQRS波形が規則正しい間隔で出現する	心筋梗塞、異型狭心症、高血圧症、心筋炎、心不全、薬剤投与など
心室細動（Vf） 	P波、QRS群、T波が消失し、形の異なる不規則な波形がみられる	死亡直前の心電図

異常な波形	特徴	原因
上室性期外収縮 (SVPC) 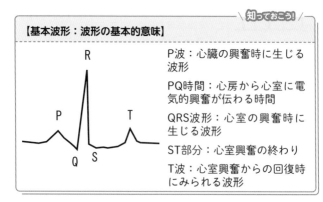	P、QRS、T波が早期に出現している	心疾患、ジギタリス製剤などの薬物中毒、甲状腺機能亢進症など
	V1〜V2で、QRSの波が高く、幅は広くなり、STは降下・陰性T波がみられる	肺動脈狭窄症、ファロー四徴症、心房中隔欠損症、僧帽弁狭窄症、肺性心などによる右室血流量の増加
	V5〜V6で、QRSの波が高く、幅は広くなり、STは降下・陰性T波がみられる	高血圧症、大動脈疾患、僧帽弁閉鎖不全症、甲状腺機能亢進症、冠動脈疾患などによる左室血流量の増加

知っておこう!

【基本波形：波形の基本的意味】

P波：心臓の興奮時に生じる波形

PQ時間：心房から心室に電気的興奮が伝わる時間

QRS波形：心室の興奮時に生じる波形

ST部分：心室興奮の終わり

T波：心室興奮からの回復時にみられる波形

<ruby>心<rt>しん</rt></ruby>エコー

Echocardiogram

⊕保

・心室や心房の大きさ、壁・弁の厚さを調べて異常の有無を確認する（形態的診断）。

・心臓の動きを観察して機能の異常を調べる（機能的診断）。

・カラードップラー法で、弁の異常や壁にあいた穴の有無を調べる。

・PW法、CW法などで、心臓内の圧を推定する。

異常の場合は？

形態異常の場合は、心肥大、心拡大、心筋梗塞、心房中隔欠損症などが疑われる。また、機能異常の場合は、心筋梗塞、心臓弁膜症、心室・心房中隔欠損症などが考えられる。

 ケアのポイント

● 苦痛を伴わない検査であることの他、検査目的や方法を患者に十分に説明する。

● 検査中の身体の露出は最小限に留め、バスタオルなどで保温しながら検査を行う。

● 前胸部を出しやすいように、前あきの服装が望ましい。指示があったらしっかり息を止め、気分が悪くなったら我慢しないですぐ申し出るよう説明する。

肺機能

はいきのう

Pulmonary Function Test

換気・肺循環・ガス交換・呼吸中枢における異常の有無を調べる。

✏️ ここを観察

バイタルサインを確認し、呼吸数、呼吸音、咳嗽、喘鳴、痰などの呼吸状態を把握。チアノーゼの有無を観察する。

♥️ ケアのポイント

- 患者に検査内容や方法を十分に説明し、不安を軽減する。

- 水分補給と必要な栄養摂取を指導する。

知っておこう！

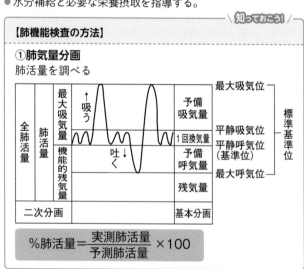

【肺機能検査の方法】

①肺気量分画
肺活量を調べる

全肺活量	肺活量	最大吸気量	↑吸う	予備吸気量	最大吸気位
				1回換気量	平静吸気位
	機能的残気量	吐く↓		予備呼気量	平静呼気位（基準位）
					最大呼気位
				残気量	
二次分画				基本分画	標準基準位

$$\%肺活量 = \frac{実測肺活量}{予測肺活量} \times 100$$

②努力性呼気曲線

可能な限り息を吸い込ませ、一気に息を吐き出させ、ガスの量と勢いを測定する。

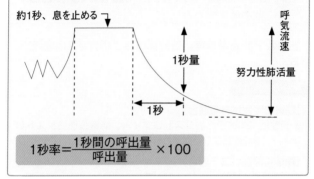

約1秒、息を止める

呼気流速

1秒量

努力性肺活量

1秒

$$1秒率＝\frac{1秒間の呼出量}{呼出量}×100$$

③検査の評価

換気障害の型を判定する。

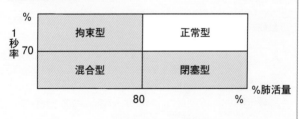

	拘束型	正常型
1秒率 70%	混合型	閉塞型

%肺活量

80　　　　　%

筋電図(EMG)
(針筋電図/末梢神経伝導検査)

Electromyogram

筋力低下や異常感覚、感覚低下などの症状の原因を探る。

異常の場合は?

【筋肉に障害がある場合】
多発性筋炎、進行性筋ジストロフィー、筋緊張性筋ジストロフィー、多発筋痛症などが疑われる。

【神経に障害がある場合】
末梢神経炎、糖尿病性ニューロパチー、ギラン・バレー症候群、脳梗塞、ヒステリー、多発性硬化症などが疑われる。

主な検査の種類と方法

針筋電図		筋肉に電極の針を刺し、筋組織が収縮する際に出る筋電位変化を記録する。
末梢神経伝導検査	運動神経	異なる2点で運動神経を刺激し、誘発された電位の立ち上がり潜時の時間差から伝達速度を求める。
	感覚神経	誘発された電位の立ち上がり潜時を電極間距離で割って、最速の伝導速度を計算する。

ここを観察

筋力低下や筋萎縮など、筋機能の異常がないか確認する。日常生活の動作を観察し、運動麻痺や感覚障害(感覚喪失や異常感覚)がないか確かめる。

赤血球数➡**P.46**、ヘモグロビン量➡**P.49**、クレアチンキナーゼ➡**P.140** の検査もあわせて行う。

ケアのポイント

● 針筋電図は筋肉内に針電極を刺す痛みがあり、末梢神経伝導検査は電気刺激による不快感があることを患者に伝える。

● 異常な筋活動を抑えるため、室温を20℃に保つ。

● 検査後は刺入部からの出血の有無を確認し、針電極刺入に伴う感染に注意する。

【筋萎縮・筋力低下がある場合】

● 事故を防ぐため、生活しやすい周辺環境を整える。

● 筋萎縮・筋力低下がある場合でも、適度な運動を心がけ、他動的に関節運動やマッサージを行う。

● 誤えん防止のため、食べやすい食事を心がけ、食事中の姿勢にも配慮する。万が一に際し、吸引装置を常備しておく。

● 被検者（患者）の協力が不可欠な検査。検査の目的を的確に伝え、患者と医師・看護師との意思疎通に配慮し、患者の不安軽減に配慮することが重要である。

脳波(EEG)

のうは　イー・イー・ジー

Electroencephalogram

保

てんかん、意識障害、睡眠障害の診断、脳死判定を行う。

異常の場合は?

異常な波形が認められた場合は、てんかん、脳梗塞、脳出血、脳腫瘍、脳挫傷、薬物中毒による意識障害などが疑われる。異常波形の分類は下表のとおり。

てんかん性異常	棘波、徐波、棘徐波複合、鋭波、鋭徐波複合など
徐波	限局性徐波、広汎性徐波など
振幅異常	非対称性の振幅低下

ここを観察

てんかん症状を観察し、てんかんの発症年齢、患者の意識状態、血圧の左右差を把握する。

ケアのポイント

- 検査前日に洗髪し、整髪剤や化粧品は使用しないように指導する。

- 痛みや苦痛がないことを十分に説明し、患者の不安を軽減する。

- 食事や排便を済ませておく。

- てんかん患者の場合は、過呼吸や光刺激の際に発作が起きる可能性があるので、発作に備えて必要な器具や薬剤を準備しておく。

異常脳波の賦活法と診断

	賦活法	診断
過呼吸	目を閉じた状態で、3分間の過呼吸(1分間につき20〜30回)を続けると、脳血管の収縮、脳実質の充血、脳波の徐波化などをきたす。	正常でも徐波化の可能性はあるが、過呼吸中止後1分以上続く場合は異常と診断する。
閃光刺激	眼前15〜30cmにストロボスコープを置き、頻度を変えながら5〜10秒の閃光刺激を与えると、異常波が誘発される場合がある。	てんかん性異常脳波の場合、光原性てんかん、欠神発作、ミオクローヌス型てんかんと診断する。
睡眠	睡眠中は覚醒中にはあらわれなかった異常脳波が出やすい。	

＼知っておこう!／

脳波検査の判断要素

脳波検査では、以下の観点から総合的な判断を行う。

● 脳波の種類と形態。振幅の状態

● 頭皮上の出現部位

● 脳波の出現時期(覚醒時、睡眠時、発作時、発作間欠時など)

● 脳波の出現パターン(持続的、周期的、間欠的など)

● 脳波の持続時間(時間そのものと全記録に占める割合)

超音波
ちょうおんぱ

Ultrasonography

断層画像によって、臓器や組織の形態、動態を調べる。

検査の適応

超音波検査で診断、評価される症状は以下のとおり。

赤血球数➡P.46、AST／ALT➡P.132、心電図➡P.282 の検査もあわせて行う。

部位	適応
腹部	腹部腫瘤性病変、脂肪肝・慢性肝炎・肝硬変などの肝疾患、胆石症、腎・膵疾患など
心臓	心筋梗塞などの虚血性心疾患、心筋症、各種弁膜症、先天性心疾患、各種心膜疾患など
頸動脈	動脈硬化など
産婦人科	子宮・卵巣の腫瘍、女性器の形態・位置の異常など
その他	甲状腺や乳腺、前立腺や膀胱などの異常。眼科、耳鼻科、皮膚科、整形外科での各部位の異常など

♥ ケアのポイント

- 一般の超音波検査では、痛みがないことを十分に説明し、患者の不安を軽減する。

- ゼリーを塗ることや検査中の体位変換の必要性を伝える。
  また、検査法によっては、穿刺や管腔内アプローチを行うことを説明する。

- 検査中の身体の露出は最小限に留め、あらかじめ検査着に更衣させたりバスタオルで保護したりする。

骨密度（BMD）
こつみつど　ビー・エム・ディー

Bone Mineral Density

骨量の減少状況を調べ、骨粗鬆症の予防・診断を行う。

骨量の低下がある場合は？

加齢に伴う骨量低下以外では、閉経後骨粗鬆症、老人性骨粗鬆症、遺伝性骨粗鬆症、壊血病、血液疾患、慢性腎不全、関節リウマチなどが疑われる。

主な検査の種類と方法

種類	検査の方法
MD法	アルミ製の濃度表と手を並べてエックス線で撮影する。骨の断面温度の低下があれば、骨粗鬆症と診断される。
QCT法・pQCT法	エックス線CT装置を用いて、腰椎体の海綿骨を撮影し、スケールとの比較で一定容量あたりの骨量を測定。pQCT法は、同じ原理で末梢骨を調べる。
超音波法	超音波を発振することで、骨量を測定する方法。かかとやひざの骨で測定を行う。
DXA法	2種類のエックス線を照射することによって骨量を測定する方法。検査時は横になり、全身いたるところを測定することができる。

ケアのポイント

● 適度な運動を行い、なるべく歩くように指導する。

● 十分な睡眠をとり、アルコールは控え、禁煙を指導する。

 検査値の性差 ➡ 女性は閉経後に低下

 検査値の年齢差 ➡ 40代から低下

動脈血O₂飽和度(SpO₂)

Arterial Oxygen Saturation by Pulse Oximetry

動脈血に酸素が十分取り込まれているかどうか調べる。

異常の場合は?

| 基準値 | **95%以上** |

低 メトヘモグロビン血症が疑われ、またCO中毒の可能性も。SpO₂の低下で疑われる疾患として、肺炎、間質性肺炎、無気肺、気管支喘息、術後低換気、肺うっ血、慢性閉塞性肺疾患、慢性気管支炎、心不全などがある。

✏ ここを観察

呼吸状態を主としたバイタルサインをしっかり観察する。呼吸困難が起きていないかも確認し、気道からの分泌物があるようなら、その性状や量にも注意を向ける。

ヘモグロビン量➡P.49、血液ガス➡P.102 等もあわせて行う。

♥ ケアのポイント

● 呼吸状態のバイタルサインのチェックを念入りに行う。

● 呼吸に伴う苦痛を訴える場合は、その軽減につとめる。

● 必要に応じて、人工呼吸器の準備と管理を行う。

単位の読み方【%】…パーセント

第10章 数式

体液に関する数式

成人	体重 [kg] × 0.6＝体液量
高齢者	体重 [kg] × 0.5＝体液量
新生児	体重 [kg] × 0.8＝体液量

▶体重60kgの成人の場合は？
60×0.6＝36L

血液量 ·· [単位：L（リットル）]

体重 [kg] × 0.08 ＝ 血液量

▶体重60kgの場合は？
60×0.08＝4.8L

血液中の成分 ·· [単位：L（リットル）]

血液量 [L]×0.45　＝細胞成分(赤血球・白血球・血小板)量
血液量 [L]×0.55　＝血漿
血漿量 [L]×0.07　＝たんぱく質
**　　　　　　　　　　(アルブミン・グロブリン・線維素原)**
血漿量 [L]×0.01　＝脂質
血漿量 [L]×0.001＝糖質
血漿量 [L]×0.009＝無機塩類
血漿量 [L]×0.91　＝水

循環血漿量 ·· [単位：L（リットル）]

体重 [kg]×0.05 ＝ 循環血漿量

▶体重60kgの場合は？
60×0.05＝3L

[単位:mmH₂O (ミリメートルエイチツーオー)]

初圧 −(10 [mm] × 髄液採取量 [mL]) = 脊髄終圧

● 正常の数値 **60〜180mmH₂O**

脊髄終圧が低下した場合は、腫瘍・脊柱間狭窄・髄膜の癒着などのくも膜下腔の閉塞が考えられる。上昇した場合は、脳や脊髄の疾患が疑われる。

LDL コレステロール [単位:mg/dL (ミリグラムパーデシリットル)]

血清コレステロール値−HDLコレステロール値−(TG÷5)
= LDLコレステロール

※TG=トリグリセリド

● 正常の数値 **LDLコレステロール(P.118)を参照。**

▶血清コレステロール値200mg/dL、HDLコレステロール値80mg/dL、TG100mg/dLの場合は?
200−80−(100÷5)=100mg/dL

髄液圧 [単位:% (パーセント)]

$$\frac{\text{髄液採取量 [mL]} \times \text{終圧 [mmH}_2\text{O]}}{\text{初圧 [mmH}_2\text{O]}} = \text{アヤラ係数}$$

● 正常の数値

頭蓋内占拠病変(脳腫瘍など)	5.5 以下
正常	5.5 〜6.5
無菌性髄膜炎・水頭症など	6.5 以上

▶髄液採取量1mL、終圧600mmH₂O、初圧100mmH₂Oの場合は?
1×600÷100=6

水分・排泄に関する数式

·········· ［単位：L/日（リットルパーデイ）］

健康時体重 [kg] × 0.6 ×
（1－健康時Ht値 or TP値 ÷ 現在のHt値 or TP値）
＝ 水分欠乏量

　　水分欠乏量に0.5〜1 [L/日] 以上の増減がある場合は異常。
▶健康時体重60kg、健康時Ht値50%、現在のHt値40%の場合は？
　60×0.6×（1－50÷40）＝－9L/日

·········· ［単位：mL/日（ミリリットルパーデイ）］

体重 [kg] × 15 ＋ 200 ×（体温 [℃] － 36.8）＝ 不感蒸泄量

● **正常の数値** 成人で900mL/日
▶体重60kg、体温37.0℃の場合は？
　60×15＋200×（37.0－36.8）＝940mL/日

·········· ［単位：mL/日（ミリリットルパーデイ）］

1日の摂取カロリー [kcal] × 13 ÷ 100 ＝ 代謝水量

▶1日の摂取カロリー2000kcalの場合は？
　2000×13÷100＝260mL/日

·········· ［単位：mL/日（ミリリットルパーデイ）］

体重 [kg] × 30〜35 ＝ 必要水分量

▶体重60kgの場合は？
　60×30〜35＝1800〜2100mL/日

1日必要最低尿量 ──── [単位：mL/日（ミリリットルパーデイ）]

体重 [kg] × 10 ＝ 1日必要最低尿量

● 正常の数値 算出された数値以下

▶体重60kgの場合は？
60×10＝600mL/日

残尿率 ──── [単位：%（パーセント）]

$$\frac{残尿量[mL]}{自然排尿量[mL] ＋ 残尿量[mL]} × 100 ＝ 残尿率$$

● 正常の数値 20%以下

20%以上の場合は、膀胱機能の低下が疑われる。
▶自然排尿量250mL、残尿量50mLの場合は？
50÷(250＋50)×100≒16.7%

クレアチニン・クリアランス（24時間蓄尿） [単位：mL/分（ミリリットルパーミニッツ）]

$$\frac{尿中クレアチニン値 [mg/dL] × 尿量 [mL/分]}{血清クレアチニン値 [mg/dL] × 24 × 60 [分]}$$
＝クレアチニン・クリアランス

● 正常の数値 クレアチニン・クリアランス（P.84）を参照。

脱水量 ──── [単位：mL/分（ミリリットルパーミニッツ）]

軽度	体重 [kg] × 0.02 ＝ 脱水量
中等度	体重 [kg] × 0.06 ＝ 脱水量
高度	体重 [kg] × 0.08～0.14 ＝ 脱水量

体重 [kg] × 0.1 × 時間 [h] = アルコール解毒量

▶体重60kg、7時間の場合は？
60×0.1×7＝42g

アルコール濃度 [%] ÷ 100 × 飲量 [mL] ÷ 体重 [kg] ÷ 0.1 = アルコール解毒時間

▶アルコール濃度8％、飲料500mL、体重60kgの場合は？
8÷100×500÷60÷0.1≒6.7h

1日の発汗量 [mL] × 0.0002～0.0004 = 塩分喪失量

▶1日の発汗量1000mLの場合は？
1000×0.0002～0.0004＝0.2～0.4g

輸液・溶液に関する数式

点滴滴下数 [単位：滴/分]

20滴/1mL 輸液セットの場合
総輸液量 [mL] ÷ 3 ÷ 所要時間 [h] = 点滴滴下数

60滴/1mL 輸液セットの場合
総輸液量 [mL] ÷ 所要時間 [h] = 点滴滴下数

▶総輸液量1000mL、所要時間10hの場合は？
20滴/1mL輸液セット：1000÷3÷10≒33滴/分
60滴/1mL輸液セット：1000÷10＝100滴/分

点滴所要時間 [単位：h（時間）]

20滴/1mL 輸液セットの場合
総輸液量 [mL] ÷ 3 ÷ 点滴数 [滴/分] = 点滴所要時間

60滴/1mL 輸液セットの場合
総輸液量 [mL] ÷点滴数 [滴/分] = 点滴所要時間

▶総輸液量1000mL、点滴数60滴/分の場合は？
20滴/1mL輸液セット：1000÷3÷60≒5.6h
60滴/1mL輸液セット：1000÷60≒16.7h

脱水時1日補液量 [単位：mL/分（ミリリットルパーミニッツ）]

**体重 [kg] × 20 + 前日尿量 [mL] − 経口摂取量 [mL]
= 補液量**

▶体重60kg、前日尿量1500mL、経口摂取量1000mLの場合は？
60×20＋1500−1000＝1700mL/分

　［単位：mL/日（ミリリットルパーデイ）］

電解質輸液量＝体重 [kg] × 4 × 熱傷面積 [%]

▶体重60kg、熱傷面積15%の場合は？
60×4×15＝3600mL/日

　［単位：mL/日（ミリリットルパーデイ）］

電解質輸液量＝体重 [kg] × 熱傷面積 [%]

血漿・血清たんぱく量＝体重 [kg] × 熱傷面積 [%]

5%ブドウ糖＝2000mL/日

▶体重60kg、熱傷面積15%の場合は？
電解質輸液量：60×15＝900mL/日
血漿・血清たんぱく量：60×15＝900mL/日

　［単位：mL/日（ミリリットルパーデイ）］

電解質輸液量＝体重 [kg] × 1.5 × 熱傷面積 [%]

血漿・血清たんぱく量＝体重 [kg] × 0.5 × 熱傷面積 [%]

5%ブドウ糖＝2000mL/日

▶体重60kg、熱傷面積15%の場合は？
電解質輸液量：60×1.5×15＝1350mL/日
血漿・血清たんぱく量：60×0.5×15＝450mL/日

　［単位：mL/日（ミリリットルパーデイ）］

1日の尿量＋不感蒸泄量＋便中水分量＋ドレーンの排泄量
－代謝水量 ＝ 1日維持輸液量

▶1日の尿量1500mL、不感蒸泄量900mL、便中水分量100mL、ドレーンの排泄量500mL、代謝水量250mLの場合は？
1500＋900＋100＋500－250＝2750mL/日

アニオンギャップ ⟩ …… ［単位：mmol/L（ミリモルパーリットル）］

Na^+値 － （HCO_3^-値 ＋ Cl^-値）＝ アニオンギャップ

※アニオンギャップ＝血液の酸性化

● 正常の数値 8〜16 mmol/L

● 数値の判定

低下	8 mmol/L 以下
増加	16 mmol/L 以上
代謝性アシドーシス	20 mmol/L 以上

▶Na^+値140、HCO_3^-値25、Cl^-値100の場合は？
140－（25＋100）＝15mmol/L

溶質の溶解量 ⟩ …… ［単位：g（グラム）］

溶液量 [mL] × 溶液濃度 [%] ÷ 100＝ 溶質の溶解量

▶0.8％生理食塩水1000mLに含まれている塩化ナトリウムの量は？
1000×0.8÷100＝8g

溶液をつくるときに必要な原液量 ⟩ ［単位：mL（ミリリットル）］

使用濃度 [%] ×使用溶液量 [mL] ÷ 原液濃度 [%]＝原液量

▶0.2％の原液に水を加えて、0.01％の溶液1000mLをつくる場合の必要
原液量は？
0.01×1000÷0.2＝50mL

溶液をつくるときの必要希釈量 ⟩ ［単位：mL（ミリリットル）］

溶液量 [mL] ×（原液濃度 [%] － 使用濃度 [%] ）÷
使用濃度 [%]＝必要希釈量

▶0.2％の原液50mLに水を加えて、0.01％の溶液をつくる場合は？
50×（0.2－0.01）÷0.01＝950mL

輸血・出血に関する数式

［単位：mL（ミリリットル）］

男性	（目標Hb量 [g/dL] −現在のHb量 [g/dL]） × 72 × 体重 [kg] ÷ 12 ＝輸血量
女性	（目標Hb量 [g/dL] −現在のHb量 [g/dL]） × 68 × 体重 [kg] ÷ 15 ＝輸血量

※Hb量＝ヘモグロビン量

● **正常の数値**　男性：13.6〜18.3[g/dL]　女性：11.2〜15.2[g/dL]

輸血しても正常値以下である場合は異常と考えられる。
▶男性：目標Hb量15g/dL、現在のHb量12g/dL、体重60kgの場合は？
　(15−12)×72×60÷12＝1080mL
▶女性：目標Hb量14g/dL、現在のHb量10g/dL、体重50kgの場合は？
　(14−10)×68×50÷15≒906.7mL

ショック指数出血量 ［単位：L（リットル）］

1分間の脈拍 [回] ÷ 収縮期血圧 [mmHg] ＝ ショック指数

● **正常の数値**　0.54（指数1以下）

1を超えると異常（指数1で約1Lの出血とみなす）。
▶1分間の脈拍100回、収縮期血圧90mmHgの場合は？
　100÷90≒1.1→約1.1Lの出血とみる

全血輸血時の予測赤血球増加数 ［単位：万個/mm³（万個パー立方ミリメートル）］

15×全血輸血量 [mL] ÷200

▶全血輸血量1000mLの場合は？
　15×1000÷200＝75万個/mm³

全血輸血時のヘマトクリット増加量 ┈┈┈┈ [単位：%（パーセント）]

1.5×全血輸血量 [mL] ÷200

▶全血輸血量1000mLの場合は？
1.5×1000÷200＝7.5%

全血輸血時のヘモグロビン増加量 ┈┈┈┈ [単位：g/dL（グラムパーデシリットル）]

0.5×全血輸血量 [mL]

▶全血輸血量1000mLの場合は？
0.5×1000＝500g/dL

赤血球濃厚液 1 単位（200mL）の輸液で改善される Hb 値

┈┈┈┈┈┈┈┈┈┈┈┈┈┈┈┈┈┈ [単位：g/dL（グラムパーデシリットル）]

予測Hb上昇値 [g/dL] ＝ 輸血Hb量 [g] ÷ 循環輸液量 [dL]

※循環輸液量(dL)＝体重(kg)×70(mL/kg)÷100

体重に関する数式

体重 [g] ÷ 身長 [cm] ÷ 身長 [cm] × 10 ＝ カウプ指数

● 数値の判定

肥満	22以上
優良	19〜22
正常	15〜19
やせ傾向	13〜15
栄養失調	10〜13
消耗症	10以下

▶体重20kg、身長100cmの場合は？
20000÷100÷100×10＝20

ローレル指数（学童の発育バランス）

体重 [kg] ÷ (身長 [cm])^3 × 10^7 ＝ ローレル指数

● 数値の判定

肥満傾向	140以上
正常	100〜140
やせ傾向	100以下

▶体重30kg、身長130cmの場合は？
$30÷130^3×10^7≒136.5$

標準体重　ブローカの桂変法　 ［単位：kg（キログラム）］

（身長 [cm] − 100）× 0.9 = 標準体重

▶ 身長170cmの場合は？
(170 − 100) × 0.9 = 63kg

標準体重　 ［単位：kg（キログラム）］

身長 [m] × 身長 [m] × 22 = 標準体重

▶ 身長170cmの場合は？
1.7 × 1.7 × 22 = 63.58kg

肥満度　 ［単位：%（パーセント）］

（測定体重 [kg] − 標準体重 [kg]）÷ 標準体重 × 100 = 肥満度

● 数値の判定

肥満	20以上
太り気味	10 〜 20
正常	−10 〜10
やせ気味	−20〜−10
やせすぎ	−20以下

▶ 測定体重65kg、標準体重60kgの場合は？
(65 − 60) ÷ 60 × 100 ≒ 8.3%

肥満度（BMI 指数）

体重 [kg] ÷ 身長 [m] ÷ 身長 [m] = BMI指数

● 数値の判定

肥満	25以上
正常	18.5 〜25未満（標準＝22）
低体重（やせ）	18.5未満

▶ 体重60kg、身長170cmの場合は？
60 ÷ 1.7 ÷ 1.7 ≒ 20.8

ウエスト [cm] ÷ ヒップ [cm] ＝ 周囲比

● 数値の判定

上半身肥満	1.0以上
正常	1.0
下半身肥満	1.0以下

上半身肥満と下半身肥満は、それぞれ以下のようにも呼ばれる。

上半身肥満：「内臓脂肪型肥満」「りんご型肥満」
　　　　　　　「腹部型肥満」「男性型肥満」「中心性肥満」

下半身肥満：「皮下脂肪蓄積肥満」「洋なし型肥満」
　　　　　　　「臀部大腿部肥満」「女性型肥満」「末梢性肥満」

※上半身肥満は下半身肥満に比べて、メタボリックシンドロームになる可
　能性が高いので、注意が必要

▶ウエスト80cm、ヒップ90cmの場合は？
　80÷90≒0.89

エネルギーに関する数式

摂取エネルギー量 ········· [単位：kcal/ 日（キロカロリーパーデイ）]

摂取たんぱく質量 [g] × 4.2 ＋ 摂取脂肪量 [g] × 9.3
＋ 摂取糖質量 [g] × 3.8 ＝ 摂取エネルギー量

★三大栄養素の1日最低必要量
たんぱく質量：体重 [kg] × 0.5～1 [g]
脂肪量：体重 [kg] × 1 [g]
糖質量：体重 [kg] × 1 [g]

▶摂取たんぱく質量50g、摂取脂肪量100g、摂取糖質量80gの場合は？
50×4.2＋100×9.3＋80×3.8＝1444kcal/日

適正エネルギー量 ········· [単位：kcal/ 日（キロカロリーパーデイ）]

標準体重×体重1kgあたりの必要カロリー量 ＝ 適正エネルギー量

● 体重1kgあたりの必要カロリー量

安静・肥満	20～25kcal
軽労働	25～30kcal
中労働	30～35kcal
重労働	35～45kcal

▶標準体重60kg、必要カロリー量30kcalの場合は？
60×30＝1800kcal/日

················ [単位：kcal/日（キロカロリーパーデイ）]

男性：66 ＋13.7×体重 [kg]
          ＋ 5 × 身長 [cm] － 6.8 × 年齢 ＝ 基礎代謝量

女性：655 ＋ 9.6 × 体重 [kg]
          ＋ 1.7 × 身長 [cm] － 7.0 × 年齢 ＝基礎代謝量

▶男性：体重60kg、身長170cm、40歳の場合は？
　66＋13.7×60＋5×170－6.8×40＝1466kcal/日
▶女性：体重50kg、身長160cm、30歳の場合は？
　655＋9.6×50＋1.7×160－7.0×30＝1197kcal/日

蒸発によるエネルギー喪失量 ······· [単位：kcal/日（キロカロリーパーデイ）]

不感蒸泄量 [mL] × 0.578 ＝ エネルギー喪失量

▶不感蒸泄量900mLの場合は？
　900×0.578＝520.2kcal/日

ホイブナー熱量指数 (乳幼児の必要エネルギー量) ⟩ [単位：kcal/日（キロカロリーパーデイ）]

0〜3カ月	100 [kcal] × 体重 [kg]
4〜6カ月	90 [kcal] × 体重 [kg]
7〜9カ月	80 [kcal] × 体重 [kg]
10〜12カ月	70 [kcal] × 体重 [kg]

▶5カ月で体重8kgの場合は？
　90×8＝720kcal/日

呼吸に関する数式

肺活量　　　　　　　　　　　　　　　　　　　［単位：L（リットル）］

全肺気量 － 残気量 ＝ 予備呼気量 ＋ 1回換気量 ＋ 予備吸気量

● 数値の判定

全肺気量	6〜7 L/分
機能的残気量	1.5 L/分
残気量	1 L/分

年齢による予測肺活量　　　　　　　　　［単位：mL（ミリリットル）］

男性：（27.63－0.112×年齢）×身長 [cm] ＝予測肺活量
女性：（21.78－0.101×年齢）×身長 [cm] ＝予測肺活量

▶男性：40歳、身長170cmの場合は？
（27.63－0.112×40）×170＝3935.5mL
▶女性：30歳、身長160cmの場合は？
（21.78－0.101×30）×160＝3000mL

％肺活量　　　　　　　　　　　　　　　　　［単位：％（パーセント）］

実測肺活量 ÷ 予測肺活量 × 100 ＝ ％肺活量

● 正常の数値　　**80％以上**

80％以下の場合、肺線維症や肺腫瘍などの拘束性換気障害が考えられる。
▶実測肺活量3500mL、予測肺活量3935.5mLの場合は？
3500÷3935.5×100≒88.9％

（肺活量−1秒量）÷ 肺活量 × 100 = エアートラッピング指数

● 正常の数値　5%以下

　　5%以上の場合は気道閉塞が考えられる。
▶肺活量3500mL、1秒量3000mLの場合は？
　(3500−3000)÷3500×100≒14.3%

1秒量 ÷ 肺活量 × 100 = 1秒率

● 数値の判定

正常	70%以上
軽度閉塞性換気障害	56〜70%
中等度閉塞性換気障害	41〜55%
高度閉塞性換気障害	26〜40%

▶1秒量3000mL、肺活量3500mLの場合は？
　3000÷3500×100≒85.7%

1秒率 × %肺活量 ÷ 100 = 術後肺障害指数

※術後の肺障害を予測

● 数値の判定

肺合併症の心配はほとんどない	40〜30
呼吸管理を行えば肺合併症は起きない	20〜30
呼吸困難が強く、肺炎などの合併症を起こしやすい	16〜20
再起が困難なため、手術を控える	16以下

▶1秒率60%、%肺活量60%の場合は？
　60×60÷100=36

換気予備率　　　　　　　　　[単位：％（パーセント）]

（最大換気量−安静時分時換気量）÷ 最大換気量 × 100 ＝ 換気予備率

● 正常の数値　**70%以上**

臥床時肺活量　　　　　　　　[単位：mL（ミリリットル）]

立位または座位時の肺活量 [mL] × 0.93 ＝ 臥床時肺活量

▶立位または座位時の肺活量3000mLの場合は？
3000×0.93=2790mL

動脈血酸素分圧(PaO₂)年齢予測値　　　[単位：mmHg（ミリメートルエイチジー）]

$109 - 0.43 × 年齢 ＝ 動脈血酸素分圧$

▶40歳の場合は？
109−0.43×40=91.8mmHg

酸素ボンベの使用可能時間　　　　　　　　[単位：分]

400Lボンベの場合
8×残気圧 [kg/cm²]÷3÷酸素流量 [L/分] ＝ 使用可能時間

500Lボンベの場合
10×残気圧 [kg/cm²]÷3÷酸素流量 [L/分] ＝ 使用可能時間

残気量　　　　　　　　　　　[単位：mL（ミリリットル）]

男性：身長 [cm] × 19 ＋ 年齢 × 11.5 − 2240 ＝ 残気量
女性：身長 [cm] × 32 ＋ 年齢 × 9 − 3900 ＝ 残気量

▶男性：身長170cm、40歳の場合は？
170×19+40×11.5−2240=1450mL
▶女性：身長160cm、30歳の場合は？
160×32+30×9−3900=1490mL

《1回換気量》 [単位：mL（ミリリットル）]

体重 [kg] × 10 ＝ 1回換気量

《1分間の呼吸数》 [単位：回 / 分]

分時換気量 [mL] ÷ 1回換気量 [mL] ＝ 1分間の呼吸数

《有効肺胞換気量》 [単位：mL/ 分（ミリリットルパーミニッツ）]

呼吸数 [回/分] ×（分時換気量 [mL] ÷ 呼吸数 [回/分] － 75 ）
＝ 有効肺胞換気量

▶体重60kg、分時換気量10000mLの場合は？
1回換気量：60×10=600mL
1分間の呼吸数：10000÷600≒17回/分
有効肺胞換気量：17×（10000÷17−75）≒8725mL/分

肺障害指数

$$\frac{(713×吸入気酸素濃度 [\%]÷100) − (動脈血二酸化炭素分圧[mmHg] ÷ 0.8)}{動脈血二酸化炭素分圧 [mmHg]}$$

＝肺障害指数

● **正常の数値** **1.5以下**

▶吸入気酸素濃度30%、動脈血二酸化炭素分圧50mmHgの場合は？
$$\frac{(713×30÷100) − (50÷0.8)}{50} ≒ 3.0$$

換気障害指数

$$\frac{動脈血二酸化炭素分圧 [mmHg] × 分時換気量 [L]}{体重 [kg] × 4}$$

＝換気障害指数

● **正常の数値** **1.5以下**

▶動脈血二酸化炭素分圧50mmHg、分時換気量10L、体重60kgの場合は？
$$\frac{50×10}{60×4} ≒ 2.1$$

循環に関する数式

マンシェットの幅 .... [単位：cm（センチメートル）]

測定部位の円周 [cm] × 0.4 ＝ 適切なマンシェットの幅

▶測定部位の円周が25cmの場合は？
25cm×0.4＝10cm

補正血圧値 .... [単位：mmHg（ミリメートルエイチジー）]

心臓より血圧計の位置が高い場合
血圧測定値 ＋(血圧計と心臓の高さの距離 [cm] × 10 ÷ 13.6)
＝ 補正血圧値

心臓より血圧計の位置が低い場合
血圧測定値 －(血圧計と心臓の高さの距離 [cm] × 10 ÷ 13.6)
＝ 補正血圧値

▶血圧測定値130mmHg、血圧計と心臓の高さの距離20cmの場合は？
血圧計の位置が高い：130＋(20×10÷13.6)≒144.7mmHg
血圧計の位置が低い：130－(20×10÷13.6)≒115.3mmHg

血圧の年齢標準値（収縮期血圧） .... [単位：mmHg（ミリメートルエイチジー）]

新生児	80 ＝ 収縮期血圧
1歳以上20歳未満	80 ＋ 2 × 年齢 ＝ 収縮期血圧
20歳以上	120 ＋(年齢 － 20)÷ 2 ＝ 収縮期血圧

● 数値の判定

高血圧	95～160mmHg以上（WHO基準）
低血圧	収縮期血圧100 mmHg以下

▶40歳の場合は？
120＋(40－20)÷2＝130mmHg

［単位：mmHg（ミリメートルエイチジー）］

$$\frac{収縮期血圧 [mmHg] - 拡張期血圧 [mmHg]}{3} + 拡張期血圧 [mmHg]$$

= 平均血圧

● 正常の数値　　男性：90〜110mmHg　女性：80〜100mmHg

▶収縮期血圧130mmHg、拡張期血圧80mmHgの場合は？
(130−80)÷3+80≒96.7mmHg

動脈硬化指数

$$\frac{総コレステロール値[mg/dL] - HDLコレステロール値[mg/dL]}{HDLコレステロール値[mg/dL]}$$

=動脈硬化指数

● 正常の数値　　3.0以下

3.0以上の場合は、動脈硬化の疑い。
▶総コレステロール値200mg/dL、HDLコレステロール値70mg/dLの場合は？
(200−70)÷70≒1.86

心胸郭比   ［単位：%（パーセント）］

心臓最大横径 [cm] ÷ 胸郭最大横径 [cm] × 100 = 心胸郭比

● 正常の数値

0〜1歳	39〜65%
1〜2歳	39〜60%
2〜15歳	40〜50%
15歳以上	59%以内

正常値以上は心肥大が疑われる。
▶心臓最大横径15cm、胸郭最大横径30cmの場合は？
15÷30×100=50%

心拍数

[単位：回/分]

60÷R-R間隔 [秒] = 心拍数

● **数値の判定** 頻脈：100回/分以上　徐脈：60回/分以下

▶R-R間隔が0.8秒の場合は？
60÷0.8=75回/分

循環血液量

[単位：L（リットル）]

体重 [kg] ÷ 13 = 循環血液量

心係数

[単位：L/分/m²(リットルパーミニッツパー平方メートル)]

1分間の心拍出量 [L/分] ÷ 体表面積 [m²] = 心係数

● **正常の数値** 2.5～4.2L/分/m²

ショック時は2.0L/分/m² 以下になる。
▶1分間の心拍出量が3.5L/分、体表面積約1.5m²の場合は？
3.5÷1.5≒2.3L/分/m²

脈圧係数

収縮期血圧 [mmHg]×脈拍数 [回/分] = 脈圧係数

● **安全域の数値** 10000～12000

▶収縮期血圧135mmHg、脈拍数90回/分の場合は？
135×90=12150

運動時適正心拍数

[単位：回/分]

(210 - 0.8×年齢)× 0.4～ 0.6＝運動時適正心拍数

▶年齢が50歳の人の場合は？
(210-0.8×50)×0.4～0.6=68～102回/分

1分間の心拍出量

[単位：mL/分（ミリリットルパーミニッツ）]

心拍数(脈拍数)[回/分] × 1回心拍出量 [mL] = 分時心拍出量

▶1分間の心拍数が90回、1回心拍出量が70mLの場合は？
90×70=6300mL/分

その他の数式

体表面積

[単位：m² （平方メートル）]

(身長 [cm])$^{0.725}$×(体重 [kg])$^{0.425}$×0.007184＝体表面積

▶身長160cm、体重50kgの人の場合は？
$160^{0.725} \times 50^{0.425} \times 0.007184 = 1.50m^2$

投与法別の薬用量

[単位：mg （ミリグラム）]

静脈内注射	経口投与量 [mg] × 1/4 ＝薬用量
筋肉内注射	経口投与量 [mg] × 1/3 ＝薬用量
皮下注射	経口投与量 [mg] × 1/2 ＝薬用量
注腸	経口投与量 [mg] × 2 　＝薬用量

▶経口投与量10mgの薬を筋肉内注射する場合は？
10×1/3≒3.3mg

小児の薬用量

[単位：mg （ミリグラム）]

(4 × 年齢 + 20)÷ 100 × 成人量 [mg] = 小児の薬用量

▶成人量10mgの薬を7歳の小児に投与する場合は？
(4×7+20)÷100×10=4.8mg

不快指数

(乾球寒暖計表示度 [℃] + 湿球寒暖計表示度 [℃])×
0.72 + 40.6 = 不快指数

▶乾球寒暖計26℃、湿球寒暖計22℃の場合は？
(26+22)×0.72+40.6=75.16

資料編

検査関連用語

【イオン電極法】

溶液中の特定のイオンに反応するイオン選択性電極（イオンセンサー）と比較電極とを、検体（溶液）の中にいれ、2つの電極の間に生じる電気エネルギーの差から、イオン濃度を求める方法。

【ウエスタンブロット法（WB法）】

特定のたんぱくを検出するために用いる。検査対象のたんぱくに発色反応を示す抗体を加えた特殊なシートに、電気泳動などにより分離したたんぱくを吸着させ、顕微鏡で観察する方法。

【キャラウェイ法】

アミラーゼ活性測定法のひとつ。検体にでんぷんを加え、アミラーゼの作用によって分解・減少したでんぷんの量を測り、アミラーゼの活性度を測定する方法。

【凝集反応（直接／間接）】

抗原が特異抗体と抗原抗体反応を起こし、顕微鏡で観察可能な大きさの凝集塊を作る現象。抗原そのものが凝集塊を作る場合を、直接凝集反応と呼び、分子レベルの抗原を大きな粒子に吸着させて反応させる方法を、間接凝集反応法といい、ラテックス凝集法やゼラチン粒子凝集法がある。

【酵素免疫抗体法（EIA法）】

検出対象物質と反応する抗原や抗体に酵素を結合させ、抗原抗体反応を利用して目的とする物質を測定する方法。酵素により生じる分解物量を測ることにより、間接的に検出を行う。

【糸球体（糸球体濾過量）】

片方の腎臓に約100万個存在する毛細血管の塊。ボウマン嚢に包まれており、血管壁を通り抜けた水分が嚢に貯留され原尿となる。糸球体濾過量（GFR）は、1分間に糸球体で濾過される水分量。

【試験紙（法）】

簡便な検査方法で、主に定性検査などに用いられる。試薬をしみこませた試験紙を検体に浸し、指定時間経過後に色の変化を色調表で確認して判定する。

【随時尿】

必要に応じて採尿される尿のこと。起床直後に採取される早朝第一尿と比較すると、含まれる成分が少ない。

【スクリーニング】

一定のグループ内の全被験者から、特定の病気が疑われる人をふるい分けること。

【スパイロメーター (肺活量計)】

息を吹き込むことで、肺活量および時間肺活量の測定、フロー・ボリューム曲線の描出、基準値との比較、換気障害の診断などが行える装置。

【全血】

成分の分離をしていない血液のこと。採血方法は2通りあり、通常の採血を全血採血、血小板や血漿成分を分離しながらの採血を部分採血という。

【造影剤】

画像検査で、組織の鮮明なコントラストを得るために用いられる薬剤。硫酸バリウム、水溶性ヨード剤、ガドリニウムキレート剤などが使用されている。

【蓄尿 (24時間蓄尿)】

1日 (24時間) 分の尿をためておくこと。尿量の把握や尿に含まれているたんぱくなどの成分検査に用いられる。

【中間尿】

排泄初めや終わりの尿ではなく、中ほどに出てきた尿のこと。尿道中の細菌や粘膜、膣由来の成分を含まず無菌状態に近いため、検体として用いられる。

【沈殿法】

糞便検査の中でも、寄生虫卵の検出に適した方法。ホルマリン・エーテル法と硫酸ナトリウム・塩酸・トライトン・エーテル法がある。検査液に便を加え攪拌後、沈殿物を顕微鏡で観察する。

【電気泳動法】

物質の分離精製、測定などを行うために用いられる。溶液内の電子を帯びた粒子に電圧をかけ、＋は陰極へ、－は陽極へ移動する現象を利用している。

【ドップラー法】

超音波診断法のうち、血流や臓器などの動きを示す方法。動きのあるものが超音波を反射するとき、反射波の周波数が入射波の周波数からわずかにずれる「ドップラー効果」を利用する。

【塗抹法、塗抹標本】

細胞をスライドガラスに擦り付けて、検体の採取を行う方法を塗抹法といい、採取した検体を薄く伸ばして固定し染色したものを塗抹標本という。がん細胞の有無を調べるために用いられることが多い。

【トレーサー】

目的の分子と結合させて、体内での分布状態や合成・分解反応などを調べるのに用いる物質。放射性同位元素や蛍光色素など。

【二重造影法】

より鮮明なコントラストをつけるために、陽性造影剤（硫酸バリウム、ヨードなど）と陰性造影剤（空気）を用いる上・下部消化管エックス線検査。

【ネフェロメトリー（レーザーネフェロメトリー）】

抗原の量を測定する定量法のひとつ。比濁法とも呼ばれる。抗原抗体反応により混濁した溶液にレーザー照射を行い、光の散乱強度から抗原の量を求める方法。

【パパニコロウ染色】

細胞診で用いられる細胞検体染色法。細胞核と細胞質が明確に染め分けられる。

【フィードバック機構／ネガティブフィードバック機構】

生体の機能を調整する物質の分泌が、過剰になったり低下したりしないようコントロールし、一定に保とうとするしくみのこと。

【浮遊法】

寄生虫卵の検出方法の一種。便に虫卵よりも比重の高い溶液を混合し、一定時間静置した後に溶液表面の浮遊物を顕微鏡で観察する方法。

【放射免疫測定法（RIA法、nonRIA法）】

抗原抗体反応を利用した微量物質の測定をするために用いる。検査対象と放射性同位元素を結合させて測定を行う。

【免疫比濁法】

検体の抗体あるいは抗原の量を測定するために用いる。抗原抗体反応により生じた免疫複合体を含んだ溶液に光をあて、透過光を測定する方法。

欧文略語一覧

臨床でよく使われる単位一覧

濃度・割合

記号	読み方	意味
mg/dL	ミリグラムパーデシリットル	溶液1dL中の物質重量 (mg)
g/dL	グラムパーデシリットル	溶液1dL中の物質重量 (g)
μg/mL	マイクログラムパーミリリットル	溶液1mL中の物質重量 (μg)
ng/mL	ナノグラムパーミリリットル	溶液1mL中の物質重量 (ng)
pg/mL	ピコグラムパーミリリットル	溶液1mL中の物質重量 (pg)
mIU/mL	ミリアイユーパーミリリットル	溶液1mL中の物質量 (mIU)
U/mL	ユニットパーミリリットル	溶液1mL中の物質量 (U)
mEq/dL	ミリエクィーバレントパーデシリットル	溶液1dL中の物質量 (mEq)
mEq/L	ミリエクィーバレントパーリットル	溶液1L中の物質量 (mEq)
U/L	ユニットパーリットル	溶液1L中の物質量 (U)
IU/L	アイユーパーリットル	溶液1L中の物質量 (IU)
mmol/L	ミリモルパーリットル	溶液1L中の物質量 (mmol)
%	パーセント	百分率
‰	パーミル	千分率
ppm	ピーピーエム	百万分率

圧

記号	読み方	意味
mmHg	ミリメートルエイチジー	水銀柱を支える圧 (mm)
cmH$_2$O	センチメートルエイチツーオー	水柱を支える圧 (cm)
mmH$_2$O	ミリメートルエイチツーオー	水柱を支える圧 (mm)
mOsm	ミリオスモル	浸透圧の単位
Osm	オスモル	浸透圧の単位
Torr	トル	圧の単位
Pa	パスカル	圧の単位 (国際単位)
kPa	キロパスカル	圧の単位 (国際単位)

長さ

記号	読み方	意味
Å	オングストローム	10^{-10}m
nm	ナノメートル	10^{-9}m
μm	マイクロメートル	10^{-6}m
mm	ミリメートル	10^{-3}m
cm	センチメートル	10^{-2}m

重さ

記号	読み方	意味
pg	ピコグラム	10^{-12}g
ng	ナノグラム	10^{-9}g
μg	マイクログラム	10^{-6}g
mg	ミリグラム	10^{-3}g
kg/㎡	キログラムパー平方メートル	体表面積あたりの体重

その他

記号	読み方	意味
C/kg	クーロンパーキログラム	放射線の照射線量
Gy	グレイ	放射線吸収量
Sv	シーベルト	線量当量
cal	カロリー	熱量 (平均カロリー)
Cal・kcal	キロカロリー	熱量 (大カロリー)
mcg	マイクログラム	質量
pT	ピコテスラ	電磁波の磁気の強さ
rad	ラド	放射線の吸収線量
rem	レム	放射線量当量
sec	秒	心電図の計測
msec	ミリ秒	His束心電図の計測
Fr	フレンチ	カテーテルなどチューブの太さ
Hz	ヘルツ	振動数
lm	ルーメン	光度
lx	ルックス	照度

さくいん

和文さくいん

本書に関する正誤等の最新情報は下記の URL でご確認下さい。
https://www.seibidoshuppan.co.jp/info/kensachi2303

※上記 URL に記載されていない箇所で正誤についてお気づきの場合は、書名・発行日・質問事項（ページ数等）・氏名・郵便番号・住所・FAX 番号を明記の上、郵送か FAX で成美堂出版までお問い合わせ下さい。
※電話でのお問い合わせはお受けできません。
※ご質問到着確認後10日前後に回答を普通郵便またはFAXで発送いたします。

パッと引けてしっかり使える 検査値の読み方ポケット事典 [第5版]

2024年3月30日発行

監　修　栗原　毅
　　　　くり　はら　たけし

発行者　深見公子

発行所　成美堂出版
　　　　〒162-8445　東京都新宿区新小川町 1-7
　　　　電話(03)5206-8151　FAX(03)5206-8159

印　刷　株式会社フクイン